青春文庫

1日10分でいい！
緑内障・白内障・黄斑変性は自分で治せる

中川和宏［著］
麻生博子［監修］

青春出版社

はじめに

強い近視で、スマホやパソコンをよく使う人に起こる失明の危機！

●年間1万5千人が失明!?　緑内障は40代でも発症する

私のもとには、視力低下はもちろん、緑内障や白内障、黄斑変性症《おうはんへんせいしょう》、網膜剥離《もうまくはくり》など、様々な目のトラブルを訴える人がやってきます。

ある日のことです。朝一番に電話で相談を受けました。強度近視から緑内障になり視野欠損（視野が欠けている状態）の49歳の男性です。

「見えなくなったらどうなるのでしょうか？」

眼科には通っているものの、思わしい改善が見られなく、どんどん視野が欠けていくことを非常に心配されていました。
すぐに個人カウンセリングしたところ、左目の視野欠損がひどく、見るとき、欠損で見えないところを避けるように視力を測定して視力０・０１以下。朝から晩まで仕事でパソコンを使用しているそうです。

昼過ぎには、30歳の若い男性から緑内障で視野欠損の相談を受けました。極度の近視で、なんと17歳のときから近視の合併症（近視が原因の眼病）として緑内障を指摘され、眼圧を下げる点眼薬を使用していても、ますます欠損が拡がって不安になり、直接私のところに来られたのです。視力はもちろん０・０１以下。この人も、朝から晩までパソコンを使用しているといいます。

夕方には、『目と脳の若返り法』というテーマで講演を行いました。満員御礼で、90分の講演のあと、ラウンジで受講者から質問攻めにあって第2ラウンド開始。また同じく90分、8人の目の病気の相談を受けたのです。症状は、緑内障、白内障、加齢黄斑変性症、網膜剥離……。みなさん、「お医者さんは診てくれるけど治してくれないのよね」というご意見。40代以上の女性が多く、記憶力低下からボケの相談もありました。

以前は、緑内障・白内障・網膜剥離・加齢黄斑変性症といえば人生の第4コーナーを過ぎたあたりの70～80歳以上の高齢者の病気でした。ところが、今では人生の第2～3コーナーあたりを走っている40代を中心に20～30歳代にも急増しているのです。

緑内障は近年、中途失明のトップに躍り出ました。放置すれば、人生これからというときに失明する危険があるのです。

なぜ、こんな異常な事態が起きているのか。

その原因を説き起こし、問題を解決するためにこの本を書きました。**相談者に共通するのは「強度の近視」と「パソコンやスマホ、携帯電話など情報機器の使用」です。**

●「近視の目と脳」を放置してはいけない

私は以前から、

「近視は、メガネ・コンタクト・レーシック手術、オルソケラトロジー（オサート）などで視力矯正をして、目の病的状態を放置してはダメ」

「トレーニングをして目そのものの健康を取り戻さなければ、目はどんどん悪くなり、気づいたときには眼病へと進行する」

……こんなことを力説してきました。これは医師や医療の問題ではなく、個人の健康に対する意識の問題でしょう。

緑内障・白内障・黄斑変性の常識は変わった！

今までの常識では

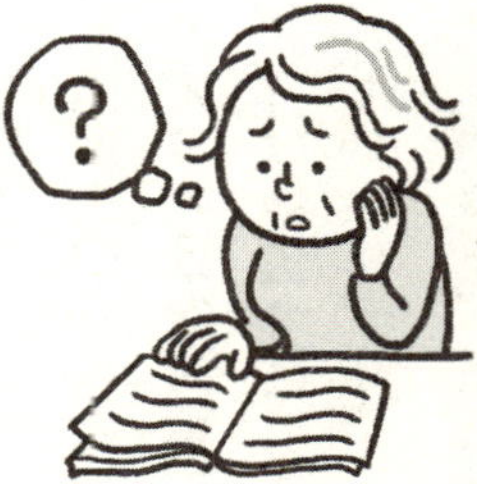

高齢者がかかる治らない病気

新しい常識では

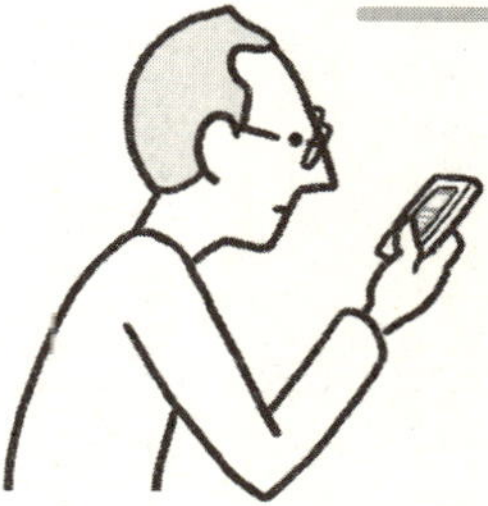

40代でもかかる近視の合併症

眼底検査（健康診断でおなじみの、まぶしい光で目の奥の写真を撮る検査です）で健康な人と強度近視の人の目の状態を見比べれば、ひと目でわかります。**強度近視の人の「目の血管」は明らかに健康ではなく、血流障害を起こしています。**目は機械ではありませんから、機能（レンズやピント調節）だけの問題ではないのです。

メガネやコンタクト、近視矯正手術をして「見えるからいい」と考えている人は、薬を飲んでいるから自分は健康だという人と同じです。

ご存知でしたか？　**近視が進行すると合併症で失明につながる**ということを。そして、老眼がそれを加速させ、脳の働きも悪くなることを。

ここで、「どうして目が悪くなると脳の働きが悪くなるの？」と疑問に思われた方、目が悪くなってから記憶力・集中力がガクンと落ちた、と感じたことはありませんか。あるいは、疲れて頭がボーッとしていると、目の前にある探し物が見つからなかった経験はあるはずです。

一般に「ものは目で見ている」と思いがちですが、「ものは目と脳を使って見ている」が正解。目がとらえた情報を脳が認識・処理して初めて「見える」のです。

目と脳は密接に関係しており、脳の働きが鈍いと視力が低下し、目が悪くなると脳の働きまで悪くなってしまうのです。

●失明のトップ原因「緑内障」の知られざる真実

日本人の中途失明の原因第1位「緑内障」（知らないうちに視野が欠けていく目の病気）が近年急増し、テレビの健康番組などでも特集され、話題になっています。

40歳以上の17人に1人、70歳以上の10人に1人（日本緑内障学会の岐阜県多治見市調査）が緑内障にかかっていて、しかもその8割が気づかないまま治療を受けていないと推定されています。日本では500万人以上もの緑内障患者がいるといわれています。

ただし、このデータには知られざる真実が隠されているのです。次の図を見てください。

緑内障は、強度近視からなる人が圧倒的に多く、緑内障の7割は近視からなるといわれています。もともと目のよい人はほとんどならないのです。ひと言でいえば近視と老眼が原因。近視を放置したツケが回ってきて緑内障になっている。そこに老眼が加わって目と脳の老化現象が加速するわけです。しかも先の調査結果は、20年前のもの。ここ十数年で緑内障患者が4倍に増えたと報告する眼科医もいます。

さらに、目のいい人が100人に0～3人程度しか緑内障にならないのに対し、**強度近視では5～6人に1人がなる**ということ。強度近視の人は、40歳を過ぎたら待ったなしで緑内障対策を行う必要があるのです。

強度近視の人ほど緑内障になりやすい

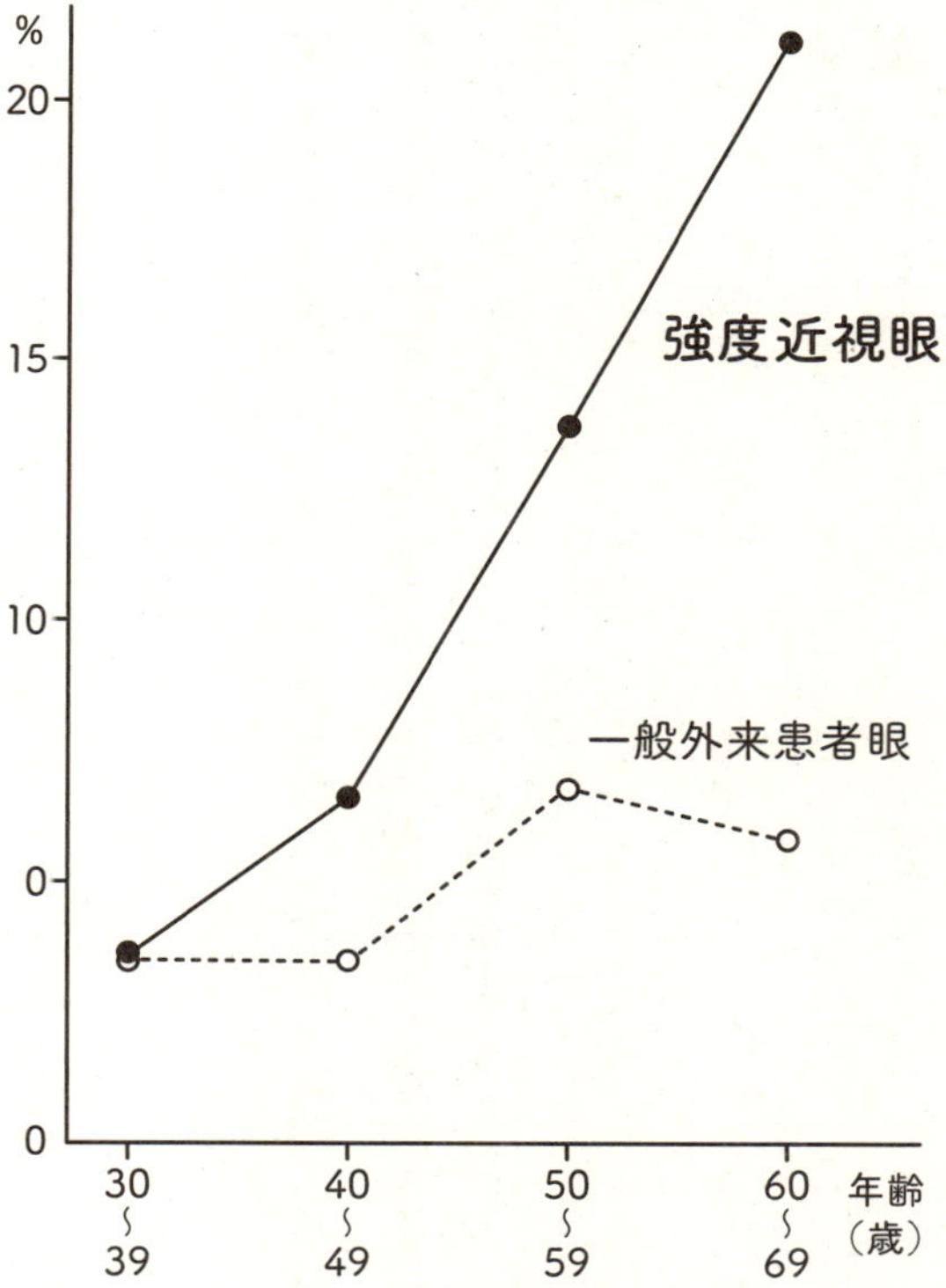

※『屈折異常とその矯正』（所敬）より作成

強度近視の目の緑内障の頻度は、
近視の目より多く見られることがわかります。

●白内障・黄斑変性症・網膜剥離も近視の合併症

私のところに相談に来る緑内障・白内障・黄斑変性症・網膜剥離の人の9割以上が近視の合併症。

近視の人は「近視が進んだら、メガネやコンタクトレンズの度数をあげればいい」ぐらいに考えているかもしれませんが、最悪の場合は失明にもつながる怖い目の病気を併発するリスクが急速に高まるということなのです。

では、どうして強度の近視になると、緑内障・白内障・黄斑変性症・網膜剥離を発症しやすくなるのでしょうか。

これは、とても簡単な原理です。

近視が徐々に進行すると眼球が次第に伸び、目がラグビーボールのように伸びて変形していきます。このとき網膜（両眼から入ってきた2つの像を結ぶ部分。カメラのフィルムに相当）が引っ張られて薄くなり、はがれやすくなります（**網膜剥離**）。

それだけではありません。黄斑部（光を感知する細胞が集まっている部分）は網膜上にあり、視神経もその近くにありますから、網膜が引っ張られて薄くなると影響をもろに受けます。黄斑部は引っ張られて新陳代謝が悪くなり、変化が生じて、ものがゆがんで見えたり、視界がぼやけて見えたりします（**黄斑変性症**）。

正常眼圧緑内障（眼圧は高くないのに起こる緑内障。日本人に多い）も同様で、視神経乳頭付近の血流が悪くなり、新陳代謝が悪くなると考えられます。

また、目の中のレンズの役割をしている水晶体が白く濁る「**白内障**」は、老廃物を取り除く機能の代謝異常といわれていますから、やはり近視が血流障害であることに起因します。

つまり、「視力回復&老眼回復＝眼病対策」となるのです。

残念ながら今の医学では眼病の治療は対症療法でしかありません。眼科に行っても、緑内障や黄斑変性症は、症状をそれ以上悪化させないようにするだけ。点眼薬を処方されておしまいです。

白内障は、白く濁った水晶体を手術で取り替えるだけ。網膜剥離も、はがれた網膜を手術でくっつけるだけです。

ところが、私のトレーニングの指導を受けた人たちのなかには、

●緑内障で視野が半分欠損していた人がすべて元に戻った

●黄斑変性症で失明を覚悟するように言われた人が、コンタクトをしてもほとんど視力が出なくて0・1以下だったのが、0・4〜0・5まで見えるようになった

その「目の症状」はココで起きている

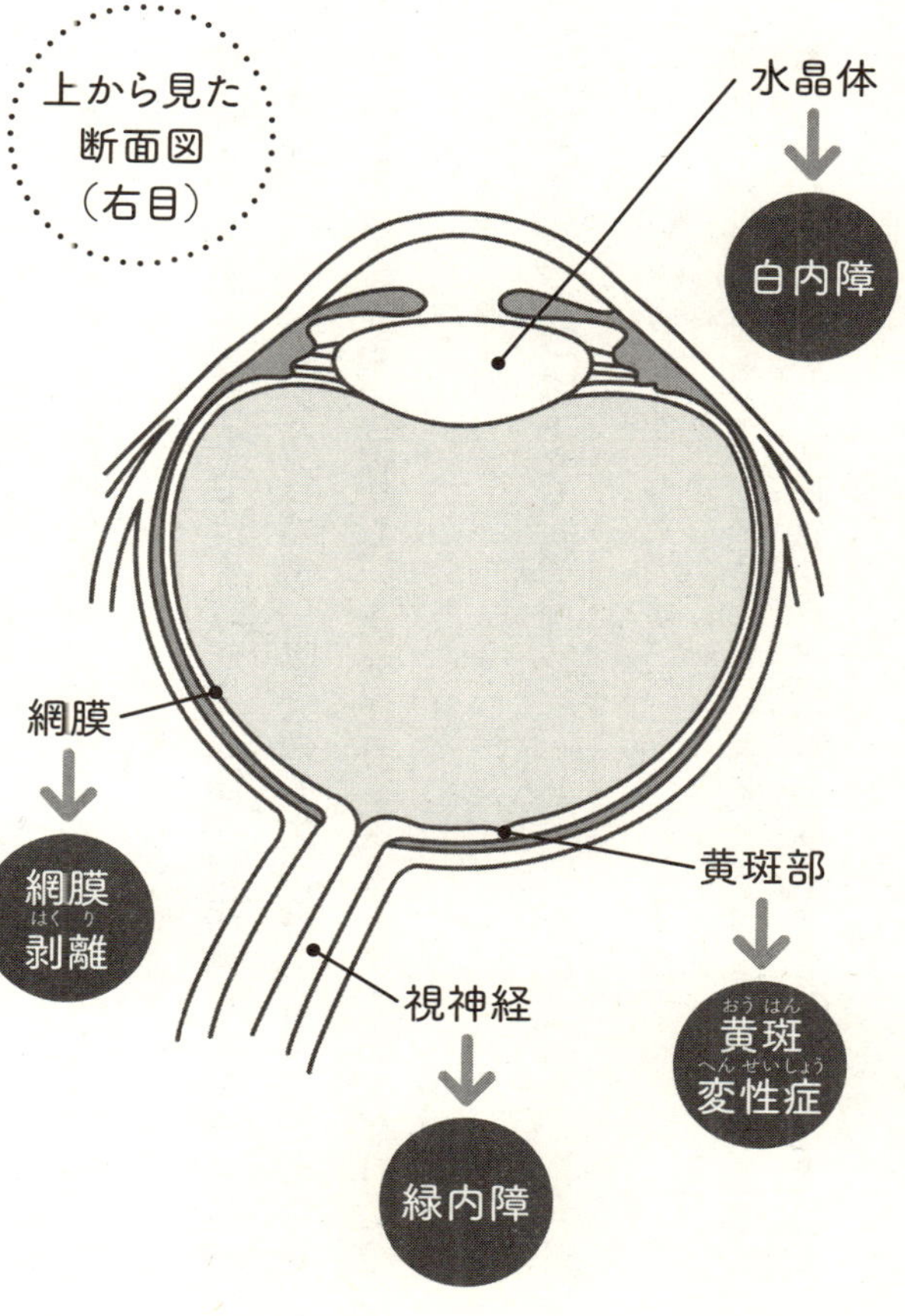

●網膜剥離した人が二度と剥離しなくなった

……などなど、目自体の改善例は枚挙にいとまがありません。

これからは医者に頼らず自分で治す時代。人間が本来持っている自然治癒力、潜在能力はかくも偉大なのです（眼科の先生に診てもらいながらも、自分の自然治癒力を最大限に活用し、トレーニングをして自分で治すことを勧めています）。

●脳の血流アップで目はよくなる

目は「心の窓」といわれますが、「脳の窓」でもあります。

先ほど、眼底検査の話をしましたが、この検査でわかるのは目の病気だけではありません。脳梗塞や動脈硬化などの脳の病気までわかることはよく知られています。

それは、目の血管は脳の血管からの枝分かれだからです。**目の血管が血流障害を起こしていれば、脳の血管も同様に血流障害を起こしていると推測できます。**

血流が滞る＝冷え。体の血行が悪い人は冷えやすいといわれますね。同じように、近視の人、目の血行が悪い人は、目だけでなく脳にも冷えが生じているのです。

また、老化によっても冷えを引き起こします。子どもは体温が高いのに、年をとるにつれて体温は低下します。冷えも老化現象。血液循環・新陳代謝が悪くなると、熱効率が悪くなりますから当然冷えてきます。

直立歩行する人間は、ただでさえ脳に血液が行きづらくできています。「立つ」ことによって血液の3分の2が下半身に集まるからです。

また、**パソコンやスマホを中心とする情報機器を使用しているときは前かがみの姿勢になり、首から上に血液がスムーズにいきません。**

目や脳の毛細血管網はごく細なため、脳の血流量はなんと4分の1に激減してしまいます。

つまり、近視も、老眼も、眼病も、脳が冷えている。これら目のトラブルでものが見えなくなるのは、目と脳が冷えて、これ以上使わせないようにと光を拒否した状態なのではないでしょうか。

これは、おおもとにある「脳の冷え」に手を打たなければなりません。言い換えれば、「脳の冷え」を解消することによって、目と脳の若返りが可能なのです。

「脳の温度を上げ、目の寿命を延ばす」

これがこの本のテーマです。

本書で紹介するトレーニングを行うことで脳の温度を上げれば、脳の血流アップで、目のまわりや視神経にまで血液をすみずみまで送り込めるようになります。

最近は、たとえば「網膜剥離と緑内障」など複数の眼病を抱えている人も珍しくはありませんが、いくつあっても怖くありません。やることは同じ。脳という根本から目を健康にしていく方法だからです。

うれしいことに、**目の症状が改善していくとともに、驚くほど視力も回復する**ことを実感していただけるはずです。

どんどん目がよくなるとともに脳が活性化されますので、ものをくっきりハッキリ見る力を養い、老眼（ぼやけ目）・老脳（ぼやけ脳）にも効果てきめん。目と脳の相乗効果で視力が回復するにつれて、記憶力・集中力・判断力などがアップします。

脳は全身の司令塔でもありますから、脳の温度を上げることは、体全体の機能の再生につながります。

目年齢が若返るだけで満足しないでください。本書で紹介する脳を元気にする方法で、全身若々しい、イキイキとした人生を始めましょう！

70歳を過ぎても裸眼で過ごせる私の視力回復法

私は今年、71歳になりますが、老眼鏡なしで近くを見て仕事をしています。老眼を年のせいとあきらめないで、毎日の習慣として、この目と脳のトレーニングを毎日欠かさず続けたおかげです。

次は、80歳まで老眼をストップさせようと日々、遊び感覚で目の体操を楽しんでいます。

そこで、最後に、2つお願いがあります。

まず、「治らない」「症状が回復しないのはしかたがない」「よく見えないのが当り前」などと、悪化する目の症状を受け入れてしまったり、あきらめたりしないでください。

前にふれたように、「見る」ということは目だけでなく脳の働きが大いに関係しており、あなたが「しかたがない」「見えなくて当然だ」と現状を受け入れてしまうと、脳は「見る意欲」を失い、怠ける性質があります。

「はっきり見えるようになる!」「目はぜったいよくなるんだ」と自分の脳に繰り返し繰り返し、言い聞かせてほしいのです。

そしてもう一つ、第3章で紹介する血流改善トレーニングを1日10分、1週間続けてみてください。

もちろん、深刻な目の症状がたった1週間で簡単に治るはずはありません。しかし、1週間集中して実践することで、早いうちに脳に新しい神経回路をつくる（習慣形成）のです。
脳に習慣形成され、トレーニングの習慣さえ身につけてしまえば、後は繰り返すのみ。「結果」はあとからついてくるはずです。

中川和宏

㊟本書のタイトル「緑内障・白内障・黄斑変性は自分で治せる」の「自分で治せる」とは、次の実証例にもあるように、眼科を受診しながら自然治癒力を高めるトレーニングを続けることによって目の症状が改善することを指します。眼科の診断や治療を否定するものではありませんので、ご注意ください。手術後、思うように視力が出ない人の視力回復にも有効です。

実証例　緑内障で欠けた視野が改善しました！

N・Eさん（60歳）から届いたうれしい報告です。

「十数年前に、左眼正常眼圧緑内障、視野欠損ありと眼科で診断されました。最悪、失明に至る病気。治療方法はなく、まずは点眼で進行を抑えることと言われました。どうしたらいいか悩んで、いろいろ調べている時に、偶然、本屋さんで中川先生の本と出会いました。そこには、緑内障で視野欠損を取り戻した人の例が書いてありました。目を見開いて、その場で何度も読み返しました。まさに〝光〟、〝希望〟が入ってきました。（中略）

今回、約2年ぶりの視野検査でした。何となく、視野欠損があるところが薄くなってきたような、明るく見える感覚は少しありましたが、改善が見られたのはとてもありがたく、ホッとしています。あきらめないで、やり続けていると良くなると信じています。
取り組んだことは、基本的な目のトレーニングを少し増やし、集中しながら、できるだけ、ゆっくり行う。そして、視野が広がっていくイメージをもつ、ということです。加えて、ブルーベリーとルテインは、夫とともに愛用しています。そして、スマホを見るのを減らすと、目の疲れも違うのを感じました。目の病気は一つだけではないので、視力の安定、維持、さらに緑内障改善、解消に向けて、これからも目のトレーニングを続けていきたいと思っています。今後とも、どうぞよろしくお願い致します。」

次の図をご覧ください。視野が明らかに改善しています。あと一年で視野欠損をなくするとおっしゃった意欲に乾杯です。

緑内障の視野検査結果（左目）

Before

（56歳）

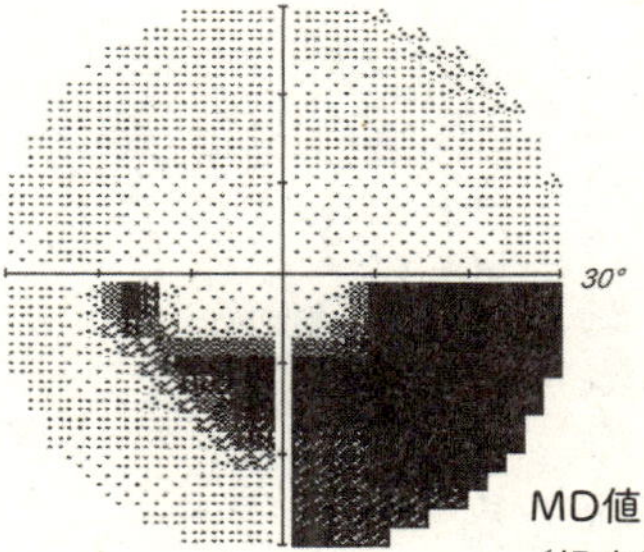

MD値：−10.46dB
（緑内障中期）

↓

After

（59歳）

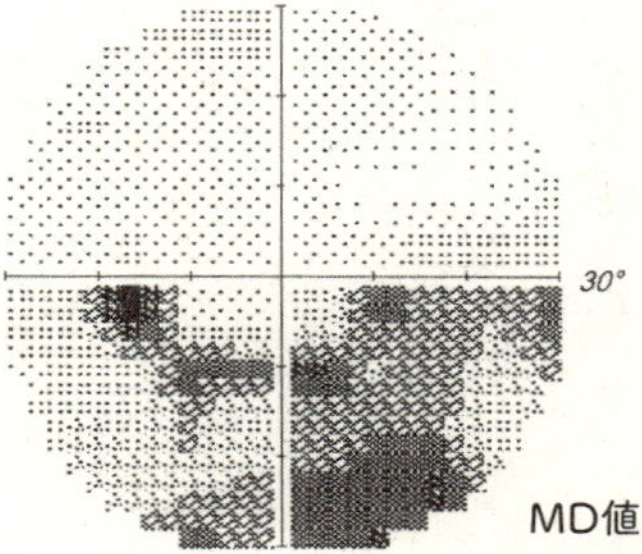

MD値：−3.48dB
（緑内障初期）

視野検査（グレースケール）の黒い部分が視野が欠けている（見えない）箇所。トレーニングを続けた結果、黒色・グレーの部分が減り、視野が劇的に改善したことがわかる。

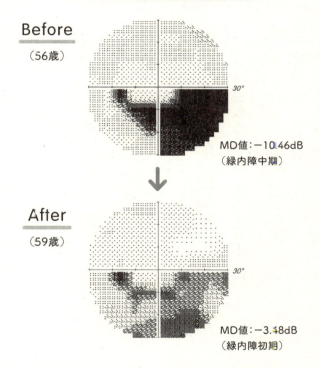

目次

第1章 その目の不調は「脳の冷え」が原因だった

「目の健康寿命」を縮める習慣とは

第2章

危険な目の老化を今すぐ食い止める「新常識」

一般的な治療方法と中川式ビジョン・セラピーの違い

第3章

1日10分！ 目がよくなる「脳の血流アップトレーニング」

自分でできる7つの眼病対策

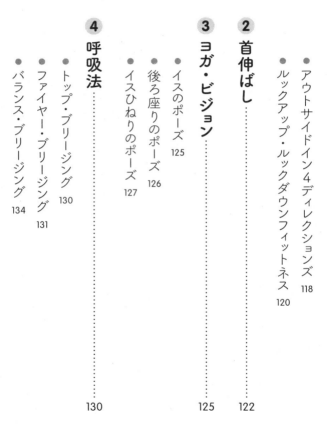

第4章

目の健康寿命をのばす7つのヒント

目と脳が若返る生活のコツ

第5章

食べて治す！　視力にいい食事法

細胞からよみがえる栄養のとり方

本文イラスト　千原櫻子
本文デザイン　岡崎理恵

第1章

その目の不調は「脳の冷え」が原因だった

「目の健康寿命」を縮める習慣とは

緑内障・白内障・黄斑変性症・網膜剥離のサインをチェックしてみよう

次の項目のうち、思い当たるものをチェックしてください。

①ものがかすんで見える
②光をまぶしく感じる
③急速に近視が進んで見えなくなった
④メガネをつくってても視力が出にくい
⑤視野が狭く感じる
⑥強度近視・最強度近視・極度近視である
⑦昔からよく見える目で（遠視）長時間パソコンや情報端末を操作する
⑧目の奥に痛みを感じる

⑨ 持続的にストレスを感じる（介護ストレス・会社ストレス・家庭ストレス）
⑩ 眼圧が高いか、眼圧は正常でも視神経乳頭《ししんけいにゅうとう》が陥凹《かんおう》（へこんだ状態）している
⑪ 中心部が見えづらい
⑫ ものがゆがんで見える
⑬ ぼんやり見える
⑭ 左右の目で、ものの大きさが違って見える
⑮ よくつまずく
⑯ 文章を読み落とすことが多くなった
⑰ 飛蚊症《ひぶんしょう》（目の前に糸くずのようなものが見える症状）が気になりだした
⑱ 光を見てもいないのに、視野の中心や端に光がピカッと光る感じがする
⑲ 近視が強く、網膜が薄いといわれている

⑳ 突発的なストレスが強い

いかがでしたか。

①～④は白内障（水晶体が白く濁り、視野全体がかすんで見えます）。

⑤～⑩は緑内障（視神経が萎縮して視野が欠けていきます）。

⑪～⑯は黄斑変性症（網膜の黄斑部に栄養と酸素が行かなくなり、ゴミも排出できなくなり、ものがゆがんだり視界の中心部がぼやけて見えます）。

⑰～⑳は網膜剥離（網膜が薄くなってはがれていきます）。

以上が主な症状です。少しでも思い当たる人は、今すぐにでも専門医を受診して検査をしてください。

気づいた人がいるかもしれませんが、実はこれらは近視そのものの不快な症状と重なる項目が多いのです。

思い当たる人は要注意

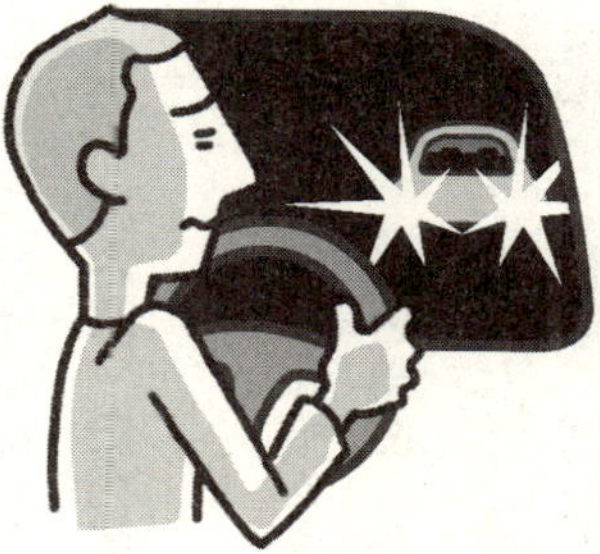

運転中、光がまぶしい

文章を読み落とすことが
多くなった

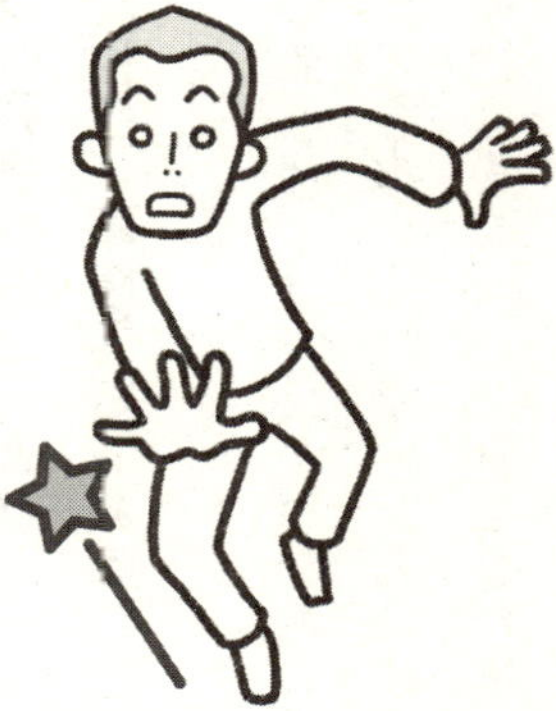

よくつまずくようになった

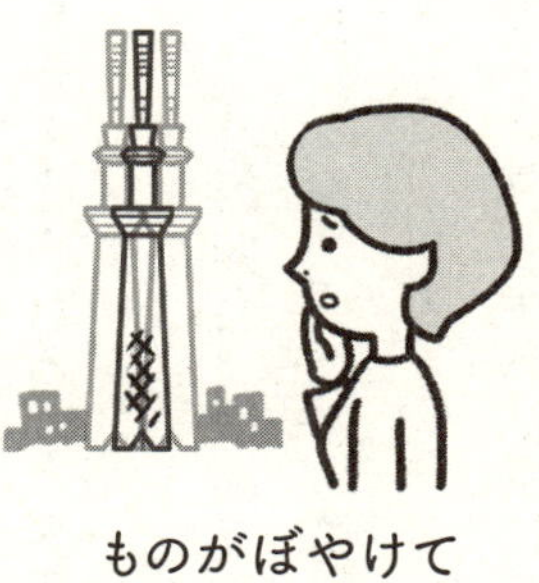

ものがぼやけて
見えるようになった

「はじめに」で紹介したように、**近視は眼病のもと。近視がちょいと一歩進んだものが緑内障・白内障・黄斑変性症・網膜剥離である**ことがよくわかります。

近視の延長線上に眼病がある。その他、昔、目の良かった人も心当たりがあるのでは。目を酷使したりストレスを抱え込んでいた人は要注意。

日本人の視力低下はとどまることを知りません。2023年度の文部科学省の調査によれば、高校生の7割（71・5％）が視力1・0未満という異常事態。「ゲームやスマートフォンなどの影響が考えられる」と発表されました。

日本人は「平均寿命」は延びているのに、逆に「目の寿命」は縮まることばかりをしています。スマホ・テレビ・パソコン・ゲームなどの情報端末を朝から晩まで見続けて目を酷使しています。

目は酸素を大量に消費する器官で、「静止状態で一日の生理活動に必要なエネルギーの半分は目に使う」といわれています。したがって、目を酷使すると酸化が激しく、目を錆びつかせるのです。

錆びるのは老化現象ですから、近視の人が老眼になると、老化×老化で加速していく傾向にあります。

最近、私のもとに来られる40代の人のほとんどが緑内障予備軍で、10人中1人から3人くらいは眼科で緑内障と診断され、視野欠損があります。

そのほか、「白内障といわれた」とか、「黄斑変性症になった」などと、40代を過ぎたころから近視の合併症が増えるのは、老化の加速化が原因でしょう。近視を放置したからです。


私が「ビジョン・セラピー」を始めてから40年以上になりますが、情報化・高齢化社会の進展にともなって相談内容も変化し、「視力回復」「老眼回復」から「失明予防」にシフトしてきました。

実際、現在の**日本人の中途失明原因トップ8を調べたところ、約5割が近視と関連がある**と考えられます。「はじめに」でも述べましたが、近視が進んで強度化すればするほど視力を失うリスクが高まることを、ここで改めて強調しておきます。

原因❶ 近視という「目の血行不良」で脳が冷える

強度近視と健康な目の眼底写真。この2つを見比べてみるとはっきりわかります。

近視の本質は「血流障害」。健康な目の眼底写真は網膜の血管がしっかり見える一方、強度近視の目の眼底写真は網膜の血管が細く、ひ弱で詰まりやすくなっています。

そして体のどんな部位でも、**血液がスムーズに行かなくなると血行不良**

で**「冷え」が起こり、その部位の機能が低下するわけです。**

このように整理するとわかりやすいでしょう（15ページの図参照）。

- 神経の血流障害から近視性視神経障害（＝緑内障）
- 黄斑部の血流障害から黄斑部出血（＝黄斑変性症）
- 網膜脈絡膜の血流障害から毛脈絡膜萎縮《もうみゃくらくまく》（＝網膜剥離）
- 水晶体の代謝異常から核白内障（＝白内障）

目の筋肉が固いと、中にある血管や神経は締めつけられ、血流障害はもちろん神経伝達も悪くなります。

そこで**まず、目の筋肉をストレッチして柔軟性を取り戻すこと。**筋肉を動かして自ら熱を産生し、温めて刺激し血流を促すことが大切です。

また、**目が冷えれば脳も冷えています。**

眼科医は眼底を検査すると脳の血管の状態がわかるので脳の病気を発見することができるといわれています。

目の血液量の低下は脳の血液量の低下です。

原因❷「脳の疲労」が目と脳を冷やす

ものは「目で見ている」のではなく、「目と脳を使って見ている」というお話をしました。目が網膜に映し出した光情報を視神経を通じて脳に送り、脳が認識して初めて私たちは「見える」のです。

ところが、情報社会では情報の9割以上は視覚情報、つまり目から入ってきます。過剰な情報を処理する脳は、大変疲れやすくなっています。

「脳疲労」で影響を及ぼすのが自律神経（意思とは無関係に血管や内臓を支配する神経）系とホルモン系です。

脳の温度を下げて眠れなかったり、反対に寝すぎたり、食欲が出なくなったり出すぎたり、あるいは気力の変動が激しくなったり、体調の変化が激しくなったりします。

これが続くと「慢性疲労」状態となって、いくら寝ても翌朝に疲労感が残るようになります。通常の疲れなら休養をとれば解消されますが、脳の疲れはなかなかとれません。

脳細胞が疲労困憊《こんぱい》しているといっても過言ではありません。このまま放置すると、気力がわかなくなり、うつ状態になることもしばしばあります。私はこれを「情報うつ」と呼んでいますが、最近このような存在が急増しています。

とくに、情報社会では、人の不安を煽ったり恐怖心をかきたてるような情報がたくさんあります。こうした精神的ストレスが脳に加わると、さらに脳の疲労度が高まると考えられます。

また、情報量の多さが目と脳を冷やします。

みなさんも、ご飯をたくさん食べたあと眠くなった経験はありませんか。たくさん食べすぎると、消化吸収のために血液が胃腸に集まって、脳への血液供給が途絶えるので、脳の血流不足（＝脳の冷え）となって眠くなります。これと同じ原理です。

食べすぎならぬ、情報のとりすぎが脳を冷やすのです。

紀元0年を情報量1とすると、1900年には情報量が4、1950年に8、テレビ登場後の1960年の情報量は16といわれています。

以降、パソコン・ゲーム・インターネット・携帯・スマホなど情報量を増やすものばかりが出現しましたから、現代ではおそらく100以上の情報量になっているのではないでしょうか。

さらに、ものを見るには、実は多大なエネルギーを必要とします。日常の消費カロリーの半分は目が使うといわれるほど、目は「エネルギー多消費器官」なのです。

したがって、たくさんの情報を見て、目を酷使するほど活性酸素が生まれて酸化しやすくなり、老化が進んでしまうのです。

原因❸ 情報端末の「光害」が脳を冷やす

人類の長い歴史のなかで、テレビやパソコン画面など人工光の光源を直接見るようになったのは、ごく最近のことです。それまで太陽の自然の光のもとで暮らし、紙などに反射した「間接光」で文字の読み書きをしていました。

ところが、パソコンが職場に普及し、携帯やスマートフォンなどの情報端末を一人一台持つようになってから、**人工光の光る画面を直接、しかも近い距離で長時間見続けるようになった**のです。

パソコンのモニター画面で文章を読んでいると、通常の読書に比べて目が疲れやすいと感じる人は多いでしょう。これは大半がＬＥＤをバックライトに使った液晶画面など人工的な光源を直視し続けているためです。パソコンやスマホ、携帯ゲーム機などから発せられる光は、本などの印刷物を明かりで照らして（反射光で）見る場合と比べて、目にかかる負担、さらには目を通して脳に入る刺激が２～３倍強くなります。その結果、目が疲れやすくなるわけです。

転換期は、情報化が急速に進んだ１９９０年代でしょう。私のところでも、そのころから近視が強度化し、緑内障・白内障・黄斑変性症・網膜剥離など眼病の相談が増えています。

情報端末がパソコンからスマートフォンに移行するにしたがい、徐々に目と光画面の距離が短くなりました。至近距離で、しかも一日中、人工光を目から直接取り込み、脳で食べているようなものなのです。

太陽光を目に受けると温かくて気持ちいいものですが、パソコンやスマホから発するブルーライトを含む人工光を目に受け続けていると目は冷えてくるはずです。そもそも、LEDなどから発する青色はクールダウンする色です。いかに長持ちするかという経済合理性は高くても、健康面からは疑問を呈さざるを得ないのです。

原因❹ ストレスが目と脳を冷やす

最近、視力回復の現場では、ストレスが原因と思われる近視や乱視が急増しています。

「ストレス性近視」「ストレス性乱視」といって、屈折度数など目に特別な問題がないのに、矯正しても視力が出ないのです。不思議なことに、一般には近視や乱視の度数の悪化と視力低下は比例するのに、ストレス性の場合は比例しません。

ストレス性近視、乱視が増えた背景には、ストレスが蔓延する情報社会の影響があるでしょう。

インターネット上では、心配・不安・恐怖心を煽ること・イライラすること・悩みがあふれています。介護ストレス・上司ストレス・いじめストレスなども増えています。こうした精神的なストレスも目と脳を冷やす原因になります。

強いストレスを感じたときは自律神経の交感神経を興奮させて活動するので、副腎髄質からアドレナリン、副腎皮質からコルチゾールが多量に分泌されます。

アドレナリンは血管を収縮させて血流を悪くすると同時に、血中のコレステロールや中性脂肪を増加させます。コルチゾールは白血球内のリンパ液を溶解し、免疫力を低下します。

つまり、ストレスが恒常化すると血管が収縮し、血液が汚れて血流が悪くなり、脳が冷えると同時に免疫力も低下するのです。

原因5 低体温が目と脳を冷やす

最近、体温が35℃台という「低体温」の人は珍しくありません。体温が低下すると免疫力が低下し、病気になりやすいといわれています。

体が冷えているのに脳だけ温かいということはありえませんから、低体温の人は脳の温度も下がっているといえるでしょう。

現代人は一年中、朝から晩までエアコンの中で暮らし、「体温調節」を拒否しています。薄着でオシャレを楽しみ、風呂に入らずシャワーで過ごし、無理なダイエットで筋肉量が減り、いつも冷蔵庫の冷えたものを食べ……。

これでは低体温にならないほうが不思議です。例年、熱中症で倒れる人が多くなっていますが、これは体温調節がエアコンに任せきりになり、自分で体温調節ができなくなったためといえるのではないでしょうか。

低体温の自覚がない人が多いのですが、あなたは自分の平熱をご存じですか。風邪をひいたときだけ体温を計るのでは、体温計の有効利用ができているとはいえません。理想とされるのは36・5℃以上です。

体温が1度下がると免疫力が37％低くなるといわれています。免疫力、つまり病を乗り越える力が低下すると、視力や老眼を回復させたり眼病を回復させたりするときに大きな障害となります。

反対に、体温が1℃上がれば免疫力が約4割上がるわけですから、視力や目のトラブル症状が急速に回復していくということなのです。

原因6 メガネやコンタクト、視力矯正手術が目と脳を冷やす

目が悪くなると、メガネやコンタクトレンズをして「見えるようになればいい」と考え、目の健康状態を放置する人があまりにも多いのは残念なことです。

最近では、近視・老眼のレーシック手術（レーザーを目の角膜に当てて視力を矯正する手術）、オルソケラトロジー（特殊なレンズをはめて角膜を矯正する療法）などをする人も増えました。

しかし、「はじめに」でも再三述べたように、これで視力が根本的によくなると思っていたとしたら大間違いなのです。便利なものに頼ってその場しのぎになるだけで、目の病的状態を放置してしまっています。

眼底写真（健康診断などでおなじみの眼底検査。眼底は、その人の血管の状態を

外から観察できる唯一の場所）を見れば一目瞭然。**近視にせよ、老眼にせよ、目が悪い人は「血流障害」を起こしています。**

血流が滞って、目や視神経、脳など、視力に関係する組織に十分な血液（栄養）が行き渡らないと障害を起こしやすくなる——この問題の本質に手を打たなければ、視力が根本的に回復することにはなりません。

たとえば、1・5の視力には15の血液を使うとしましょう。

視力が0・1に低下するということは、血流が悪くて血液が1しか目に行かなくなったということです。目と脳が「これ以上、目を酷使しないように」「目の健康状態が悪いですよ」というサインを出しているともいえるのです。

それなのに、視力1・5のハッキリ見えるメガネやコンタクトレンズをつけたらどうなるでしょうか？

14の血液が不足することになります。ただ見えるだけで、血流量が増えたわけではないので、目は血液の量に比例して、メガネ・コンタクトレンズの視力が低下するように働きます。もちろん、血流量も減らす方向へ……。

血流量が減ると目と脳はどんどん冷えて硬くなっていきます。

これが、メガネをかけたりして視力矯正すると、ますますメガネ視力や裸眼視力が低下していくメカニズムです。

謎が解けましたか？　結論からいえば、メガネやコンタクトレンズに安易に頼ってはいけないということです。反対に近視や老眼がどんどん進行してしまいます。

近視手術や老眼手術・オルソケラトロジーの場合も同じこと。手術をしても、ただ見えるだけで、決して目と脳の血流量が増えるわけではないのです。

「レーシック手術をしたが、数年後にまた視力が低下してしまった」という相談を受けるケースは最近珍しくありません。

人工光のレーザー光で角膜細胞を削ったり盛り上げたりするやり方は、視細胞を死滅させ、血流は確実に悪くなります。また、無理やり角膜を変形させるやり方は、角膜に負担がかかります。

ですから、人気の近視矯正手術は、目の健康状態がよくない人にとっては眼病を加速させるのではないかと危惧しています。

脳の冷えをとる習慣を始めよう

いかがでしょうか。**目の健康状態を改善するためには、「目」だけでなく、おおもとの「脳」の血流障害に手を打たなければならない**ことをご理解いただけたでしょうか。

脳の血流障害を起こしている習慣はほかにもあります。

電車の中や職場など、まわりにパソコンやスマホをいじっている人がいたら、ちょっと観察してみてください。

前傾姿勢になって至近距離から画面をじーっと凝視し続けていると思いませんか。

こんな姿勢を長時間とっていては、首、肩から目にかけての筋肉がこるのは当たり前。しかも、目をほとんど動かさない状態を続けていれば、目のまわりの筋肉は鉄板のように硬くなってしまうのも当然です。

筋肉の中にある血管や神経は継続的な圧迫を受け、血管は細く押しつぶされ神経伝達ができなくなっているのです。

「目の運動不足」ですが、目の運動だけやっても緑内障・白内障対策には不十分でしょう。全身の慢性的な運動不足、偏った栄養、ストレスでなかなか取り除けない脳の疲労など、生活習慣とも密接に関連しているからです。

これらすべてを解決するには、まず脳の血流障害を解消すること、脳を刺激して脳から「ホットサークル（温《あたた》か循環）」をつくることです。

次章で紹介するように、緑内障・白内障・網膜剥離・黄斑変性症といった目の病気は、現代医学では「経過観察」主体で診療されています。

今の医学は対症療法ですから、病気になったら薬を飲み、手術をします。そして治らない場合は経過観察です。

緑内障の場合、点眼薬が処方され、半年に1回、3か月に1回、あるいは毎月眼科に通って状態の変化を見てもらうのが一般的です。

患者さん自身も「治すのは難しいんだ」とあきらめがちです。

もちろん、病院で定期的に検査を受け、自分の目の健康状態をチェックしておくことは大切です。気づかないうちに眼病が進行し、手遅れになるケースがあとを絶ちません。早期発見・早期対策が大切です。

ただ、すべて医者任せ、薬任せにし、自分では何の努力もしないで本当に目の健康を取り戻せるのでしょうか。

私自身、アレルギー・胃潰瘍・自律神経失調症・うつ・不眠症・拒食症・過食症・不整脈・心臓神経症などを経験し、医者通いを3年間したことがあります。

しかし、医師が最後にいった言葉は、「キミの病気は治らんねえ」。

このとき、悟りました。「病気は自分の体が発する大切なサインだから、人に頼らず自分で治すべし」と。自分の体が本来持っている自然治癒力・潜在能力を使えば、自分で病気を治すことができるのです。

その後、視力が0・6に低下したときも、自分でトレーニングをして視力1・2まで回復。

70歳を過ぎてもいまだに老眼鏡は不要で、老眼をストップしています。

近視や乱視はもちろんのこと、眼病にもなっていません。

これは、本書で紹介する「中川式ビジョン・セラピー」を自ら実践し、目と脳のトレーニングを毎日続けてきたおかげです。

超高齢化・情報化が進むこれからの社会では、（目などの）病気を「治す」のではなく、「予防する」という考え方が大切になってきます。

ですから、「中川式ビジョン・セラピー」は、眼病の症状が改善したら終わりではなく、「目と脳の健康維持」「眼病予防」のために、毎日の習慣としてぜひ取り入れていただきたいのです。

第2章

危険な目の老化を今すぐ食い止める「新常識」

一般的な治療方法と中川式ビジョン・セラピーの違い

目は脳の最先端！　目年齢＝脳年齢

よく「目は脳の一部」といわれますが、発生学からいえば、目は脳そのもの。目は脳の発達段階で最後にできるものですから、「目は脳の最先端」といったほうがいいでしょう。

つまり、目と脳は一心同体ですから、

目年齢＝脳年齢

目がよくなれば脳の働きまで確実によくなり、脳が若返れば目も若返っていくのです。

あなたの目年齢（＝脳年齢）はいくつ？

□ 近視・乱視・弱視のいずれか及びすべてがある……2点
□ 遠視・乱視・弱視・斜視のいずれか及びすべてがある……1点
□ 強度近視・最強度近視・極度近視である……5点
□ 老眼である……2点
□ メガネ・コンタクトを使っている……3点
□ パソコンとスマホは必需品である……3点
□ ドライアイである……2点
□ 目薬を頻繁に使う……1点
□ 白内障及び緑内障の疑いがある……5点
□ 視野欠損がある……5点
□ 白内障及び軽い白内障である……2点
□ 白内障で手術をすすめられた……5点
□ 黄斑変性症である……5点
□ 飛蚊症が気になる……3点
□ 光がまぶしい……1点
□ 目がしょぼつく……1点
□ 目が疲れやすい・頭痛・肩こり・眼痛がある……2点
□ 物覚えが悪く物忘れしやすい……2点
□ 集中が続かなくなり、飽きっぽくなった……2点
□ 好奇心が湧きづらく想像力が低下した……2点
□ うつ状態である……2点

0～5点の人……40代　5～10点の人……50代
10～15点の人…60代　15点以上の人…70代以上

目の老化現象は「脳」で止められる

脳の最先端にある視覚器官が目と考えると、脳の衰えが目に表れたものが「老眼」です。ここで目の老化現象の代表ともいえる老眼について説明しておきましょう。

老眼とは、ご存じのように、目のピント調節をする筋肉が衰えることによって、近くのものに目のピントが合わなくなる状態です。

そのため、「目の筋肉を鍛えれば老眼を防げるのではないか」と考える人は多いと思います。もちろん、目を鍛えて「眼筋」を強くすることによって老眼を食い止める効果はあります。

ところが、目の老化症状には、「目のピント調節をする筋肉の衰え」のほかに、もう一つ重要な要因があるのです。

それは**「脳の働きの低下」**です。

はじめに、ものは「目」だけで見ているのではない、というお話をしました。目がとらえた光情報を視神経を通して脳に送り、脳が認識して初めて見える――**ものを見るのは「目と脳の共同作業」なのです。**

そこでビジョン・サロンでは、「目」だけでなく「脳」を鍛えることによって老眼回復に劇的な効果を上げています。

目の老化症状は「脳」で止められるのです。

その「脳」は、体の中でも一番上にあり、とても細い毛細血管が網の目のように張り巡らされています。1mm^3あたり1・1mもあるといわれていますから、動脈硬化が進む中年以降は毛細血管網が詰まりやすく、障害が起きやすいのです。

脳のすみずみまで血液（＝酸素と栄養）が行き届かなくなると、どうなるでしょう。脳の機能低下から五感が鈍くなります。視力低下や難聴、味覚異常などの始まりです。

脳の機能低下は目の機能低下に直結しますから、目の老化症状は進み、老眼はもとより、近視や乱視、さらに緑内障や白内障といった深刻な目の病気が進行することになるのです。

つまり、目の健康、ひいては脳の健康のためには、なんとしても、この脳の細い血管のすみずみまで血液を供給できるようにしていく必要があります。

目や脳の血管を強化し、血流を促進し、血液の質を改善すること。

それが目の健康回復にも、目の老化予防にも、そして視力回復にもつながるのです。

「緑内障」は眼圧が正常でも要注意！

緑内障チェック

- □ 目がとても疲れやすく、目が重く感じ、だるさもある
- □ 目の奥が痛むような気がする
- □ 首・肩こりがあり、頭痛もする
- □ よく物にぶつかる
- □ 片目ずつ見たとき、左右の見え方が違う
- □ 視野に一部見えないところがある

※ 急性緑内障の場合は、①目に激痛が起こる、②急に激しい吐き気や頭痛に襲われる、③黒目のまわりが充血するなど。この場合は、すぐに眼科に駆け込んでください。

最近、眼病の中で圧倒的に相談が多いのが「緑内障」です。

気づかずに進行するケースが多いのでチェックが難しいのが特徴です。

私たちは両目でものを見ている（両眼視機能）ので、**片方の視野が欠けても、もう片方の視野が補うため、視野が狭くなっていることに気づかないのです。**

見えづらさの症状が、角膜↓水晶体↓硝子体《しょうしたい》↓網膜↓視神経へと、だんだん奥へ奥へと進行していきます。

繰り返し強調しておきますが、**緑内障は現在、日本人の中途失明のトップ原因。**眼圧（眼球内の圧力）が上がり、それが視神経（網膜と脳を結ぶ束になった神経）を圧迫し、視神経乳頭が陥凹し、視野が欠けていく病気です。

ただし、最近では**眼圧は高くないのに緑内障を発症する「正常眼圧緑内障」のほうが圧倒的多数を占めるようになりました。**

近視の合併症として中高年に急増しています。視神経が圧力に弱くなっている場合、正常眼圧の範囲内でも視神経が陥凹してしまうのです。「神経を使うと神経にくるから注意するように」と指導しています。これは朝から晩までパソコン作業をし、神経を使う細かい作業をしている人に緑内障が多い傾向があるからです。

一般的な眼科での治療法

一般的な眼科では、いったん障害された視神経は元の状態に戻すことはできないとされています。そのため眼圧を下げる治療をし、視神経の障害が進むのを抑えにかかります。

治療の柱は、薬物療法・レーザー治療・手術療法の3種類。

薬物療法は点眼薬を使って眼圧を下げることです。房水（目の中の水）をつくる働きを抑えて眼圧を下げるか、房水の排出を促して眼圧を下げるかになります。

レーザー治療は、レーザーで虹彩《こうさい》に孔《あな》をあけて眼圧を下げます。あるいは房水の排出を促進するために、房水の排出口（線維柱帯）にレーザー照射して目詰まりを解消します。

手術療法は、新たな房水の排出路を確保するために線維柱帯を切除するものです。房水を隅角から結膜へ排出させるルートをつくるわけです。

中川式ビジョン・セラピーの新常識

一般の治療法では、とにかく眼圧を下げようとします。「正常眼圧緑内障」にも眼圧を下げる目薬を処方していますが、私は正常眼圧緑内障には視神経を強化することを考えます。

視神経を強化するには、視神経に血液という栄養を十分に送り込むこと。まず、血流の促進に力を注ぐのです。

眼圧を目の敵《かたき》にするのではなく、血流を促進し、血液循環の回転数を上

げて脳を温めることで眼圧をコントロールしていきます。

ビジョン・サロンでは「緑内障」と診断された人は視野が欠損していきます。しかも40代以降で近視の人のほとんどが「緑内障予備軍」といってても過言ではありません。最近では20～30代でも、強度近視の合併症としての緑内障の相談を受けることがあって驚きを隠せません。

通常の緑内障はもちろん、近視が原因の緑内障も、ほとんどが「血流障害」が問題。目の酷使と首から上の血流が極端に低下し、視神経に栄養が行かなくなった結果、脳が冷え、徐々に萎縮が起こり、視野が欠損したものと私は考えています。

左右平等に緑内障になっている人は少なく、目の使い方がアンバランスで、酷使して使っているほうの目に症状が強く出る場合が多いのです。また首・肩のこり方のひどいほうが重症化する傾向もあります。

一般的には緑内障は症状がなく進行していくので発見しづらいものです

が、詳しく聞いてみると、目の奥の痛み（眼痛）を訴える人が多いといえます。

症状は、こり↓痛み↓しびれ↓麻痺の順番で進行します。

目のこりを放置すると痛みに変化します。目を酷使し、眼筋が硬結することによって血流が途絶え、徐々に痛みが生じたものと考えられます。こりの段階で対処しましょう。

したがって、「中川式ビジョン・セラピー」の緑内障予防・対策では、正しい目の使い方を知り、眼筋をストレッチさせ、中に入っている血管を刺激し、視神経の流れをよくすることが大切です。血流を促進することに全力を注ぐのです。

また、医療品レベルの質の高いブルーベリーのサプリメントを飲むこともおすすめです。約30年前、私が著書（『目が甦《よみがえ》る驚異のブルーベリー』）で、野生種ブルーベリーからとれるアントシアニンがヨーロッパでは目の医薬品として販売されていることを日本で初めて紹介し、ブルーベリーが大ブームとなりました。

「ブルーベリーは目にいい」とよくいわれますが、視神経の血流改善効果も知られるようになりました。目と脳の中の血管を強くし、血流を促進して目と脳を同時に温め、動脈硬化を改善していくのです。

視野が欠損すると、「失明するのではないか」という不安感から夜眠れなくなる人もいます。その場合はまず眼科で定期的に検査をし、進行がストップするように血流改善をする努力を続けること。進行がストップすれば不安の半分以上は解消されます。

眼圧の高い緑内障については、「なぜ眼圧が上がるのか」ということを考えてほしいのです。

たとえば眼圧を血圧に置き換えてみましょう。中高年以降は、誰でも動脈硬化が進み、血圧が高くなる傾向があります。一般には「血圧が高い＝悪い」と決めつけて、血圧を下げようと降圧剤を服用します。

ところが、動脈硬化が進むと普通の血圧では脳や手足の毛細血管に血液を供給することができなくなります。それを心配して、体が自動的に血圧を上げて体のすみずみまで血液を供給しようとする努力の表れとは考えられないでしょうか。

そこで大切なことは、運動したり栄養に気をつけることによって血流の回転数を上げ、どんどん供給することによって血圧を下げることです。薬（降圧剤）で無理やり血圧を下げると、血液をすみずみの血管まで供給する力は衰えてしまいます。

眼圧も同じことがいえます。目の筋肉を鍛え直し、血管を強化し、血流を促すことによって房水の循環を促進します。血流を促進し、眼圧を下げて正常化すれば、栄養の供給もよくなるのです。

ご参考までに、点眼薬で思うように下がらなかった眼圧が下がったT・Sさん（45歳）の体験談をご紹介しましょう。

私は20歳のときに緑内障といわれ、点眼薬で眼圧を下げていました。しかし、思うように眼圧は下がらず、30歳のとき視野検査で右目が4分の1欠けているといわれて愕然《がくぜん》としました。

トレーニング後、毎日重たく感じていた眼球が軽くなるのを実感いたしました。その場で眼圧が左右とも27㎜Hgから19㎜Hgへと下がったのには、私も家族も驚きました。これからも毎日トレーニングを実践し、眼圧正常値を目指したいと思います。

「白内障」は血流・代謝促進で改善！

白内障チェック

□メガネをかけても視力が出にくい
□ものがかすんで見えたり、視界がぼんやりして見えづらい
□光がまぶしく感じられる
□メガネをかけても遠くも近くも見えづらい
□暗いとものが見えづらく、全体的に暗く感じる
□車の運転をするとき周辺が見えづらく、対向車のライトがまぶしくて怖くなった
□ものがダブッて見える
□一時的に近くが見えるようになった

白内障は、水晶体（目のレンズ）が白くにごる病気です。「代謝異常」といわれるように、加齢にしたがって栄養を補給し、老廃物を取り除く働きが鈍くなっているために起こるのです。

近視の合併症としての白内障は、毛様体筋（目のピントを合わせる筋肉）を過度に疲弊させるために、その中の血流が悪くなり代謝が低下したものと考えられます。

症状は一般的に視野の周辺部から水晶体が白くにごりはじめ、徐々に中心に向かって進行していきます（ただし、中心部からにごる「核白内障」の場合、急速に近視が進みます）。

水晶体がにごると、目に入る光が正しく屈折しなくなるので、メガネをかけても視力が出にくくなったりダブって見えたり、反対に、近くが一時見えだしたりします。

光の乱反射でまぶしく感じたり車のライトがまぶしくなったり、網膜に入る光の量の低下で生活全体が暗くなる傾向があります。

こんなに怖い白内障ですが、水晶体には血管や神経がないため、痛みなどを感じません。そして、気づいたときには白内障がかなり進行しているのです。

白内障は、世界的に見れば失明のトップ原因です。ところが、日本では手術で人工水晶体（眼内レンズ）を入れるので、失明の6番目の原因になっています。

一般的な眼科での治療法

一般的な白内障の治療方法は、薬物療法と手術の2種類。

視力低下がそれほど進んでいない初期であれば、経過観察のみか、点眼薬や飲み薬で水晶体がにごるスピードを遅らせようとします（ヨーロッパでは最近、点眼薬で白内障を治療しているようですが、日本ではまだ白内障を完治させる薬はありません）。

治療の目的は白内障を治すというより、視力低下の症状で日常生活に支障が出ないようにすることなのです。

点眼薬などで様子を見て、それでも視力が低下して生活に不自由が表れてくると、手術で人工水晶体（眼内レンズ）を入れて治療は終了。手術のタイミングを計ったり、眼内レンズの度数設定が治療の中心課題となります。

中川式ビジョン・セラピーの新常識

「目のレンズがにごったら、手術をしてとりかえればいい」と気楽に考えがちですが、そうはいきません。

手術しても、しばらくして再び白内障（後発白内障）になる場合もありますし、割合は低いのですが、剥離を引き起こした……というケースも相談を受けたことがあります。

また、白内障の手術をして眼内レンズにして透明度は増したけれど、思ったような視力が出ないという相談もあります。

これはもともと近視が強い場合、網膜の解像度が低下し、その弊害で視力が出ないのではないでしょうか。

誤解している人が多いのですが、目のレンズをとりかえても近視は治っていません。前述したように、近視を放置していたツケが回ってきているのです。白内障手術をしたからといって、必ず視力がよくなるわけではないのです。

「中川式ビジョン・セラピー」の白内障予防・対策では、毛様体筋を動かし、血流を促進し、代謝を促進することで脳の冷えを取り除いていきます。

そして、目の中のゴミを自らの力で、できる限り取り出していき、できれば元の状態のような水晶体の透明度を保つように努力していくのです。

なお、手術後に思ったように視力が出ない人の「視力回復」にも中川式ビジョン・セラピーは有効です。人工水晶体であるにもかかわらず、視力回復のリハビリになります。

●白内障手術するか否かの判断と手術前の視力ケア

誰でも皆、手術は控えたいのが心情です。ただ、日常生活で支障をきたすようになりますと、手術する必要に迫られます。

目安は、日常生活が不便になる両目で0・4〜0・5見えなくなったときです。

手術前の視力ケアとして中川式ビジョン・セラピーをされると、術後の視力の出方がとても良好です。毛様体筋の柔軟性が高まり、人工水晶体との親和性が高まるからだと思います。

●白内障手術後の視力ケア

白内障手術がなかった戦前、白内障は失明原因のトップを占めていました。

今では、簡単に白内障の手術ができるため、失明することはなくなりました。白内障の手術後の合併症さえ気をつければ、何の問題もないように見えます。

ただし、視力に関しては、何もしないと次第に視力は低下していきます。大切なことは、白内障を手術しようがしまいが、中川式ビジョン・セラピーをしてよい視力を保つことです。

ポイント1　人工水晶体と毛様体筋の親和性を高め視力を回復する

眼内レンズが人工物であるのに対し、ピントを合わせる毛様体筋は自分の体であり天然物です。

ここでの問題点は、人工水晶体と毛様体筋の親和性です。人工水晶体は毛様体筋からすれば異物であり自分思うようには動いてくれません。なじみがないので、ピント合わせに苦労します。

もちろん、メガネを遠く用・中間用・手元用に分けて所持し使用するように勧められます。ただ、多くの方は面倒くささが先に立ち、使用しなくなるようです。

そのとき、中川式ビジョン・セラピーをしていただきますと、人工水晶体と毛様体筋の親和性が増し、ピントがラクラク合うようになります。視力も上がっていき3つ使っていたメガネが2つや1つになる可能性があります。

ポイント2　ピントが合わせられるようになり記憶力が戻り認知症予防

人工水晶体の最大のデメリットはピントが合わせづらいことです。ピントが合わせづらくなるとモノを覚えることが面倒くさくなります。記憶力も使わなければ衰えます。また、メガネに頼って見ていても、記憶力低下は如実に感じます。

ここで、先天性白内障と診断されたS・Hさん（13歳）から届いた感想文を紹介します。白内障手術の後、眼内レンズでトレーニングをして視力回復し、成績まで上がった例です。

右目視力0・4↓0・6～7
左目視力0・4↓0・7～9

中川先生に出会ったとき、私は13歳で先天性白内障でした。手術を近いうちにしなければならず不安で悩んでいたところ、いろいろ相談にのって下さり、手術前の不安を解消することができました。手術後、成績がよくなり、毎週の英単語のテストで満点が取れるようになっただけではなく、中間テストや期末テストでもよい成績を取れるようになりました。スキマ時間で目の体操をし、目を休めています。

13歳で先天性白内障で来所され、0・4の視力が右目0・6～7、左目0・7～9になりました。

ハッキリモノが見えないときは、やる気が湧きづらく集中・記憶力が働きづらいのでぼんやりした表情をしていました。

眼内レンズになり、中川式ビジョン・セラピーで視力が回復してくるにしたがい、やる気・集中力・記憶力がアップし、成績がアップしました。

看護師さんになる目標を持たれ、頑張っていらっしゃいます。

※大人の白内障の方も、眼内レンズになっても中川式ビジョン・セラピーで視力は回復します。記憶力・集中力・認知力もアップします。あきらめないことです。

「黄斑変性症」は片目ずつチェックを

黄斑変性症チェック

※左のチェックシートの中心点を片目ずつで見てください。
（メガネを使ってもかまいません）

□ 視野の真ん中がぼやける
□ 視野の真ん中が暗く見える
□ 視野の真ん中のまっすぐのものがゆがんで見える

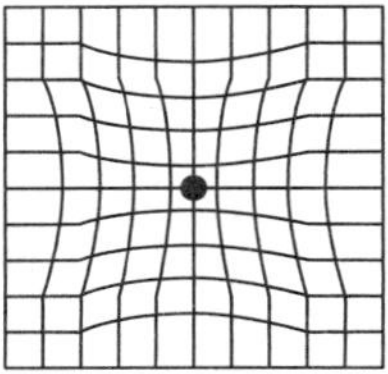
中心がゆがんで見える

片目ずつで中心の点を見つめてください。

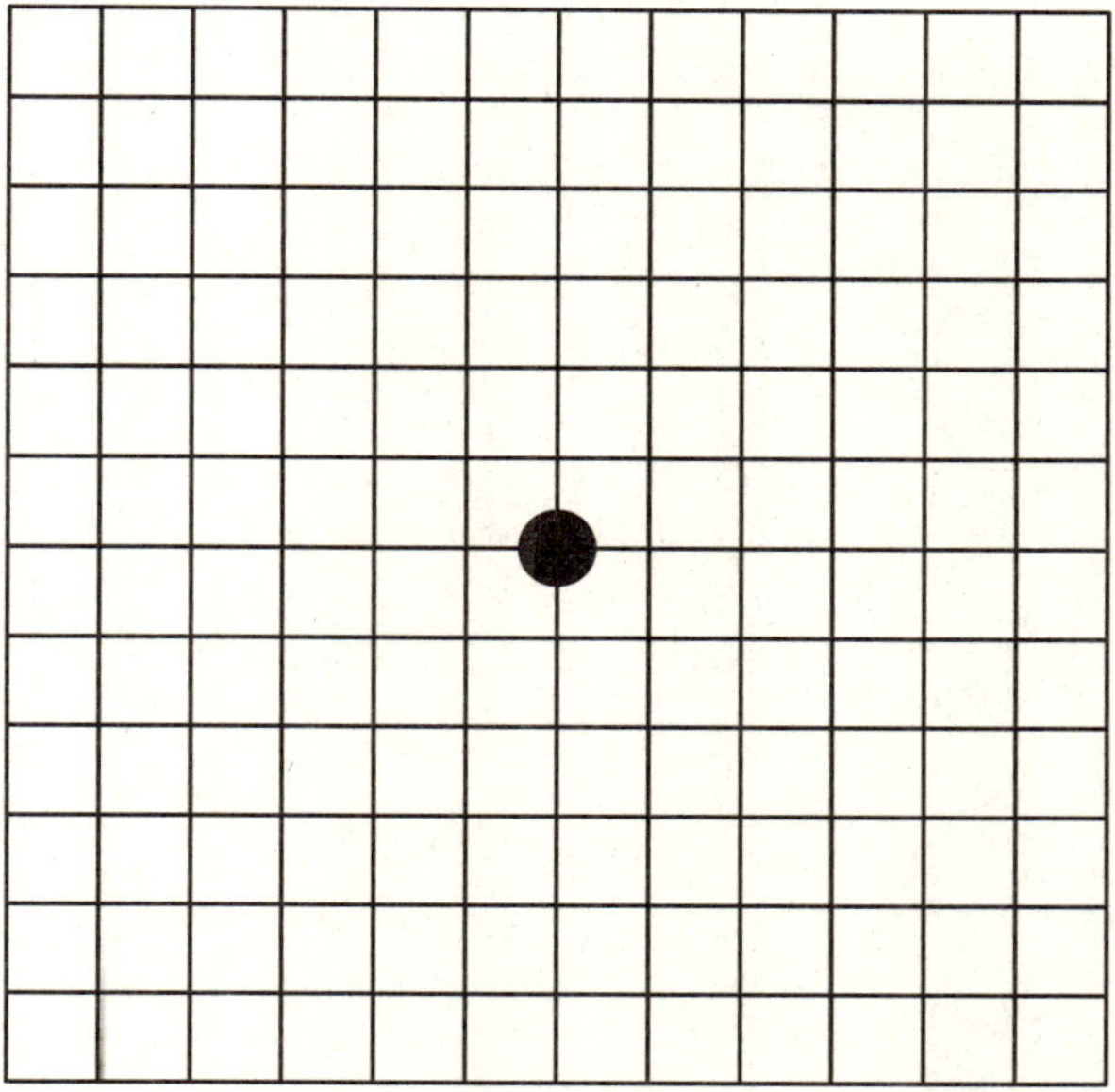

＊両目で見るとわからないので、必ず片目を閉じてください。
老眼鏡はかけたままで行います。

加齢黄斑変性症は、加齢によって網膜（両眼から入ってきた光が像を結ぶところ）の中心部にある黄斑部という組織が障害されるものです。

ここには、ものの形や色や明暗を識別する視細胞が集まっており、この黄斑部が障害を受けて変質すると、ものがゆがんで見えたり、視野の中心部がぼやけて見えたりするのです。

アメリカではトップの中途失明原因となっています。しかし近年、欧米型の食生活の普及により、日本でも急速に増えてきています。

黄斑変性症は、萎縮《いしゅく》型と滲出《しんしゅつ》型に分けられます。

「萎縮型」は、網膜色素上皮細胞と呼ばれる黄斑の組織が、加齢とともに徐々に萎縮していきます。

「滲出型」は、網膜の毛細血管が目詰まりすると血液が流れなくなり、網膜細胞から新しい血管（新生血管と呼ばれます）が出てきます。新生血管は正常な血管とは異なる、もろい血管なので、中の血液成分や水分がしみでて、黄斑部の視細胞に障害が生じてきます。

とくに日本人に多いのは滲出型で、急速に進行が進むので発見が遅れると失明のリスクが高まります。

一般的な眼科での治療法

滲出型で、病変が黄斑部の中心から離れている場合には、新生血管にレーザーを直接当てて焼きつぶします。

また、滲出型でも病変が黄斑部の中心にある場合は、PDT（光線力学療法）で特殊なレーザーに反応する光感受性物質を利用して新生血管を内側から壊します。

その他、抗VGEF療法があります。VGEF（血管内増殖因子）は新生血管の発生や成長を促がす物質であり、これを抑える抗VGEF薬を眼球に注射し新生血管を退縮させるのです。

萎縮型は経過観察のみです。手術で新生血管を除去することが治療の主体です。

中川式ビジョン・セラピーの新常識

まずはじめに、「黄斑部」の特徴を押さえておきましょう。

黄斑部は光刺激を受け入れるため、とても酸化しやすい場所です。そのため黄斑部には「ルテイン」という物質が多量に存在し、その抗酸化機能で黄斑部が酸化することを防止しています。

また、黄斑部の特徴は「無血管組織」であるということです。これは爪や髪と同じようにそれ自体には血管はなく、まわりの血管から血液をもらって生き延びている細胞なのです。

そのため動脈硬化によって血流が低下すると、この部分は障害を受けやすくなるというわけです。反対に、血流をよくして血液（酸素と栄養）を黄斑部に送ることが予防・改善のポイントだということがわかるでしょう。

滲出型の場合、新生血管はもろいので、破れると、血液や滲出物が黄斑部を押し上げます。その結果、視野の中心部がぼやけたり、ゆがんで見えるようになります。

私はこれも目の血流障害によって起きる変化だと考えています。血流を促進し、脳の冷えを取り除くことが重要です。

以前、加齢黄斑変性症（滲出型）のため、ほとんど視力を失った人がいました。小学生のお子さんが2人いてまだ若いのに、眼科では失明を覚悟するようにいわれたらしく、悲愴な面持ちで来所されたのです。

コンタクトをしてもほとんど視力が出なくて0・1以下の状態でしたが、トレーニングと良質なブルーベリーサプリメントの大量投与によって徐々に視力が出てきて、現在では0・3〜0・4まで見えるようになっています。

別の人の例では、80歳の助産師さんが加齢黄斑変性で黄斑出血され抗VGEF療法を受けていらっしゃいました。なかなか出血が引かないので、毛細血管に血液が吸収されるイメージ法を指導しました。1か月もかからないうちに出血が止まり、目の体操で0・03の視力が0・3まで回復しました。あきらめないで地道に努力してきた成果でしょう。

アメリカの研究データによりますと、蛍光物質が黄斑変性症の原因ではないかともいわれています。いろいろな説や考え方があるのですが、一番の原因は血流障害ではないかと私は考えています。

「網膜剥離」は強度近視で老眼の人は気をつけて

網膜剥離チェック

- □ 飛蚊症（目の前に糸くずのようなものが見える）が気になる
- □ 光視症（目を閉じたり暗闇に入るとピカッと光を感じる）が気になる
- □ 近視が強く、網膜が薄いといわれている
- □ 目のまわりや頭を強く打ったことがある

網膜剥離は、網膜がはがれ、視野の一部か全部が欠けてしまう病気です。

網膜はカメラにたとえるとフィルムに相当し、目に入った光刺激を電気信号に変えてくれるところです。

この網膜に孔があいたり裂け目ができるのが「網膜裂孔」で、これを原因とする網膜剥離が全体の8割を占めています。糸くずのようなものが目の前に見えたり（飛蚊症）、光がないところに光が見えたりします（光視症）。加齢により硝子体が網膜からはがれる「硝子体剥離」が網膜剥離を誘発することもあります。

一般的な眼科での治療法

網膜裂孔の場合、レーザー治療で孔のまわりにレーザーを照射し、網膜を焼きつけて孔をふさぎます。

網膜剥離してしまうと、手術するしか手がなくなります。レーザーで孔をふさぐか、手術で網膜をくっつけるかです。

中川式ビジョン・セラピーの新常識

最近は強度近視の人が老眼になり、網膜剥離になるケースが増えてきました。

以前、私の知り合いが網膜剥離して大学病院の眼科で受診したところ、あまりに多くの剥離患者がいることに驚いたそうです。その後、私のところに相談に来られました。

中高年以降、網膜の血流が悪くなって引き起こされるものもありますが、圧倒的に多いのが近視の合併症です。近視が強度化すると眼軸（角膜から網膜までの長さ）が伸びます。その伸びが網膜を引っ張るのです。

眼軸が伸びると、眼球は横長のラグビーボール状になります。当然、網膜がはがれやすい状態になります。

目は水風船のようなものです。人間の体の7割は水でできています。したがって、重力の法則で前傾姿勢でものを見たり、うつぶせ寝で寝たりすることによって眼軸はどんどん伸びていきます。とにかく近視を進ませないことが大切です。

網膜剥離の人の眼底写真は、網膜の血流量が低下して網膜が薄くなるために、網膜の外側にある脈絡膜の血管まで透けて見えます。

脳の血流をアップするトレーニングをして脳を温め、網膜の血流量を増やして網膜を厚くしていきましょう。

第3章

1日10分！　目がよくなる「脳の血流アップトレーニング」

自分でできる7つの眼病対策

トレーニングを始める前に

この章では、いよいよ緑内障・白内障・黄斑変性症などの眼病を根本から改善していく中川式ビジョン・セラピーの具体的なトレーニングをご紹介していきます。

中川式ビジョン・セラピーの「眼病対策！　脳の血流アッププログラム」には、次のようなメニューがあります。

1 **目の体操**……目の運動で脳の血流アップ
2 **首伸ばし**……パソコン疲れによる首こり解消で脳の血行促進
3 **ヨガ・ビジョン**……下半身の筋肉を使って血行・代謝アップ
4 **呼吸法**……脳を活性化し、体内の熱効率をよくする
5 **脳の体操**……記憶力トレーニングで脳の働きを高める

6 イメージ・フィットネス……イメージ刺激で脳を活性化
7 ライト・フィットネス……目から入る光刺激で自律神経を整える

一見すると、目の体操からイメージトレーニング、呼吸法、脳の体操……と、いろいろあって、「こんなにたくさんやらなきゃいけないの？」と思うかもしれませんが、ご安心ください。

脳をいろんな角度から刺激（光刺激、イメージ刺激、呼吸刺激、筋肉・血管・神経刺激など）して活性化し、脳を温めるメニューをご用意しましたが、すべてをやる必要はありません。

目安は朝か晩に10分。最初にざっと説明を読んで、あなたがやりやすいトレーニングだけ選び、あなたに合ったプログラムをつくってみましょう。

「はじめに」にも書きましたが、目の健康を取り戻すには、このプログラムをまず1週間集中して実践することで、目と脳のトレーニング習慣を身につけることが大切です。

たとえば「歯みがき」も、1週間続ければ「習慣化」するでしょう。歯みがきをし忘れた日は、なんとなく気持ち悪く感じるようになります。これは、脳内に「歯みがき」という「神経回路」が形成されているからです。トレーニングを毎日の習慣として根気よく続けるには、この脳のしくみを利用すればいいのです。**脳内に目がよくなる神経回路を素早くつくった者勝ち**なのです。

脳には140億個の神経細胞（ニューロン）があり、各神経細胞がシナプスと呼ばれる結節点で互いに結びついてネットワーク（神経回路網）を形成しています。

何か一つのことを記憶しようとする場合、このニューロン・シナプス・ニューロン・シナプス……と電流が流れ、1つの回路ができます。その刺激を3回繰り返すと新たな回路ができるといわれています。

この習慣形成のプロセスで脳の血流量が増え、脳を温めることにもなります。

また、トレーニングは楽しくやればやるほど効果があります。脳内ホルモンの一つであるドーパミンが分泌され、これが脳の前頭葉を刺激して、やる気・記憶力・思考力・運動能力などを高めてくれます。

次に紹介するのは1週間プログラムの組み方です。あくまで一つの参考例としてご活用ください。

●初めての方の入門コース

1日の体操「スイング・オープニング」と「ポンピング」、5脳の体操「足し算・かけ算瞬間視」、7ライトフィットネス「ライトインプット・フィットネス」だけをやってみましょう。

●時間がない方への中級コース

入門コースに、❶目の体操の「アップ&ダウンシフティング」と❺脳の体操「英語文字法」、❼ライト・フィットネス「ライトウォーム・フィットネス」を加えます。

●時間がある方への特別コース

中級コースに❶目の体操の「ライト&レフトシフティング」「アイムービング」と❷首伸ばし、❹呼吸法を加えます。

そして、どのコースも共通して、時間があるときに、ほかのトレーニングを遊び感覚で取り入れてみたり、別のトレーニングと交互に行うなどしてください。

注意点

＊がんばらずに、力を抜いてリラックスして行うのが効果的です。とくに強度近視の人は無理をせず、最初は5割程度の力で始めてください。繰り返すうちに目が強化されていきます。

＊トレーニング中に万が一、痛みや違和感を感じた場合はすぐに中止して医師に相談しましょう。

＊メガネやコンタクトレンズはつけたまま行ってもかまいません。やりやすい方法で行ってください。

1 目の体操 筋肉・血管・神経刺激で血流をよくする

現代人は「目の運動不足」です。

パソコンやスマホ、携帯ゲームなど、画面のほぼ一点をほとんど目を動かさずに凝視していませんか。そうしているとピントを合わせる「毛様体筋」はもちろん、目を動かす「外眼筋（直筋・斜筋）」も固まってしまいます。筋肉は一定の負担をかけ続けるとこり固まり、中に入っている血管や神経も締めつけられてしまいます。

血管は細くなり、神経も流れが悪くなって神経伝達できなくなります。前にお話ししたように、近視が強度化すると眼軸が伸びるのも、外眼筋がコリで硬くなり眼球を締めつけて引き伸ばしているためと考えられます。

そこで目の運動をするわけですが、**眼筋のなかでも容量が大きい「外眼**

筋」を動かすことによって、脳の血流量を大幅にアップすることができます。

外眼筋は、脳の中に食い込んでいる唯一の筋肉です。そのまわりには、視床下部、脳下垂体、視交叉上核《しこうさじょうかく》があります。

ですから、外眼筋が硬くなり、そのまわりの血流が悪くなると、自律神経の乱れやホルモン分泌の乱れや体内時間の乱れにつながりやすくなります。近年、目の相談者に「うつ症状」を抱えている人が多いのもこのためではないかと推測されます。

また、外眼筋を動かさないと目のまわりの表情筋も衰え、いわゆる〝老け顔〟になります。人間、見た目の若さも大切です、いつまでも美しくあるために重力の法則に逆らって鍛え、目を大きくしてリフトアップしましょう。

スイング・オープニング

目を大きく開けたまま首を左右に10往復、Uの字を描くように10往復、体の正面にピントを合わせながら行います。

- ピントを調節する「毛様体筋」
- 目をキョロキョロ動かす「外眼筋」
- 硬くなって血流を滞らせがちな「頚部《けい》（首）まわりの筋肉」

この3つを同時にほぐし、柔軟性を回復しましょう。

首から上の筋肉の柔軟性を取り戻し、目と脳の血流障害が解消されます。

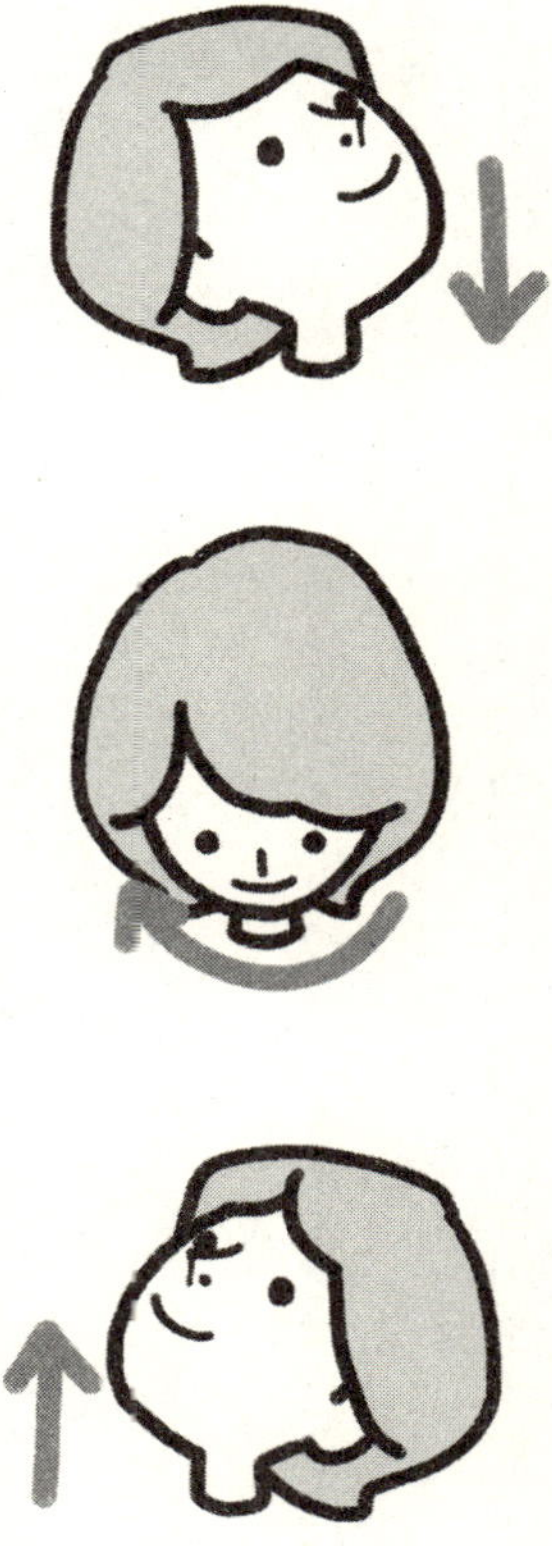

目は中心に
ピントを合わせたまま、
首でUの字を描くように
10往復

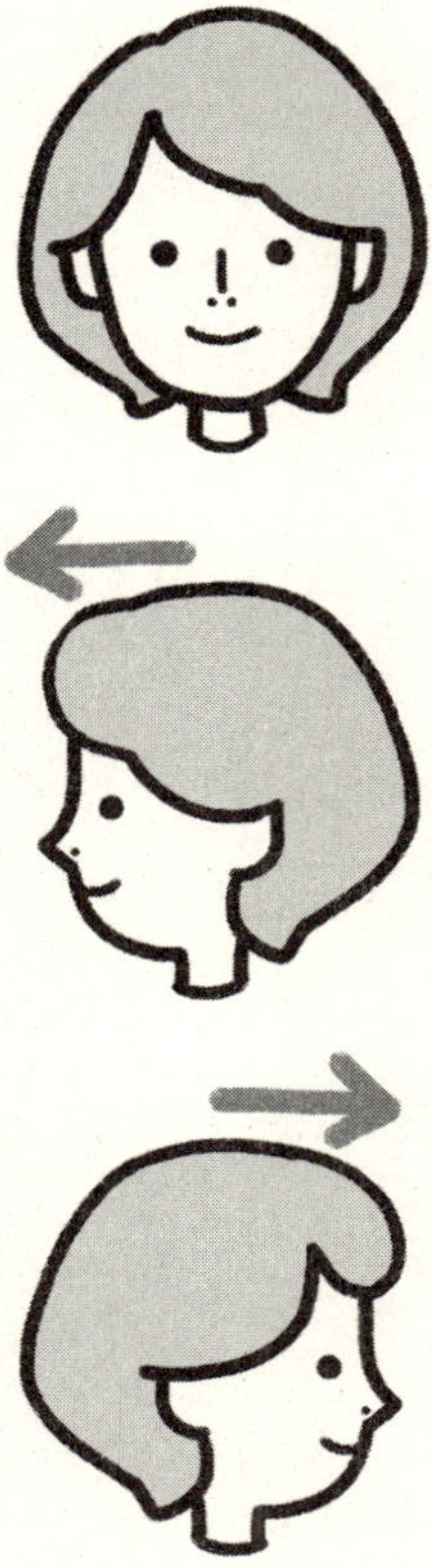

目は正面に
ピントを合わせたまま、
首を左右に10往復

ポンピング

1・2・3のリズムで目をギュッと絞り込みます。これを10回繰り返します。

眼球全体のマッサージ、外眼筋のストレッチ、目のまわりの表情筋のマッサージになります。

目を大きくし、目のまわりのリフトアップと、目の奥の脳の血流アップにも役立ちます。

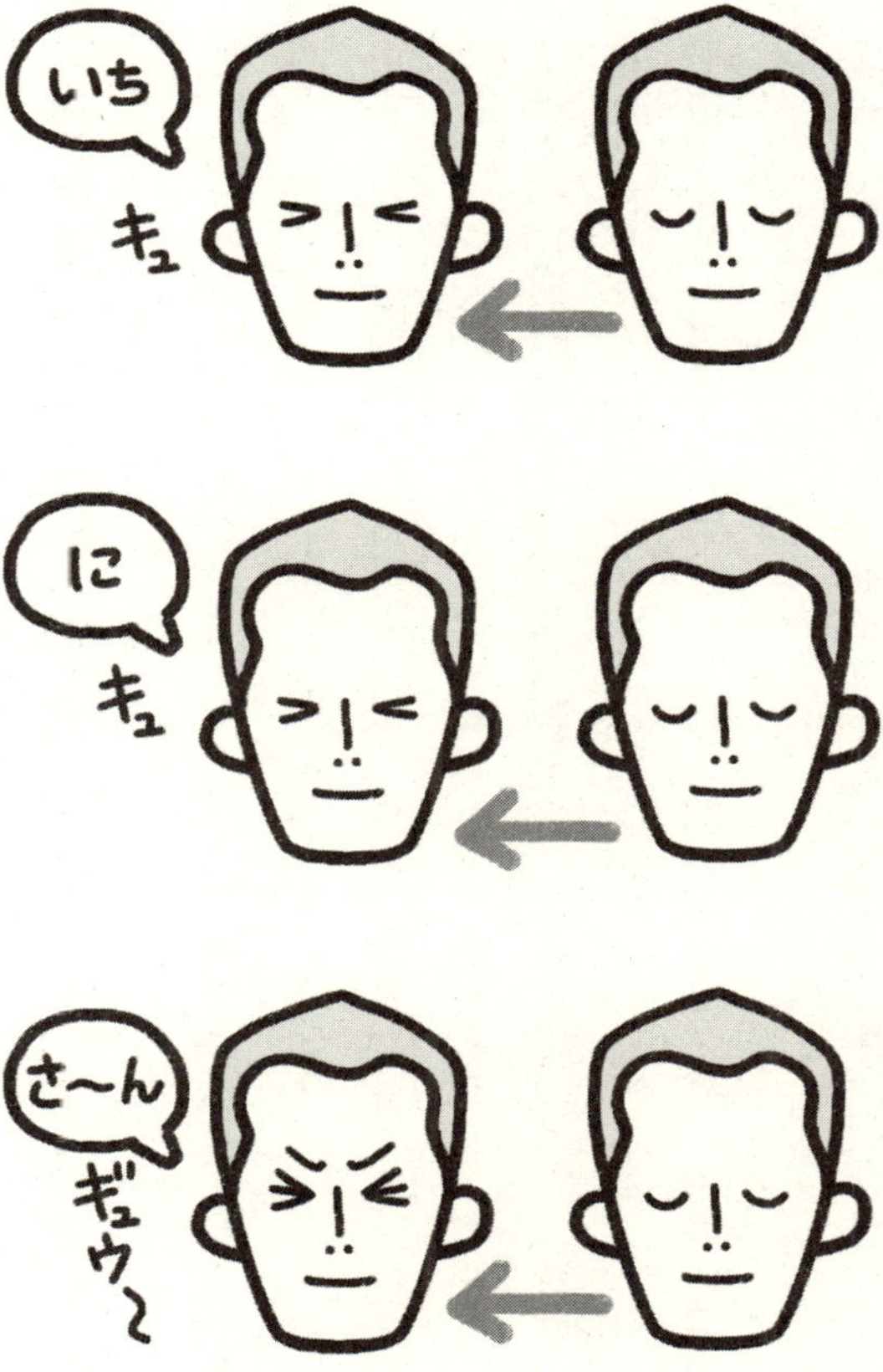

目を閉じたまま、キュッ、キュッ、ギューッと
3回絞り込む。これを10回繰り返す

アップ&ダウンシフティング

壁に向かってイスを置き（1m）、両目の真ん中の上1mと下1mに5cm四方の紙2枚に上・下と書いて壁に貼っておきます。

まず、左目を閉じて右目で上の紙にピントを合わせます。

次に、右目を閉じて左目で下の紙にピントを合わせます。

1秒ずつ10回繰り返して、反対側もやってみましょう。

左右それぞれの目の視野が上下に広がるのを実感できるでしょう。

網様体筋と外眼筋を思いっきり引き伸ばすので、目の中の血管と神経を刺激することになります。

血流がよくなり、目も脳もホカホカに温まります。

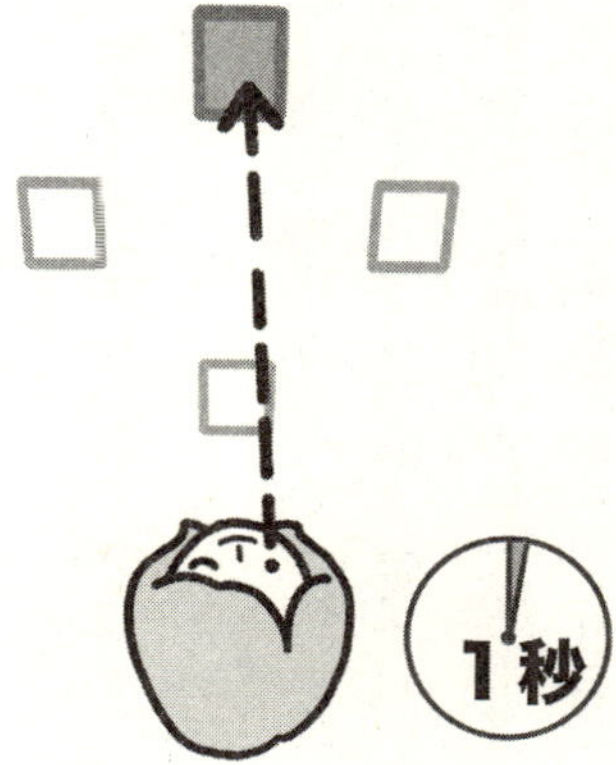

①左目を閉じ、右目で
上の紙にピントを合わせる

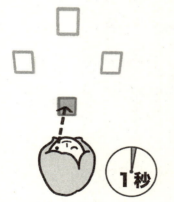

②右目を閉じ、左目で
下の紙にピントを合わせる

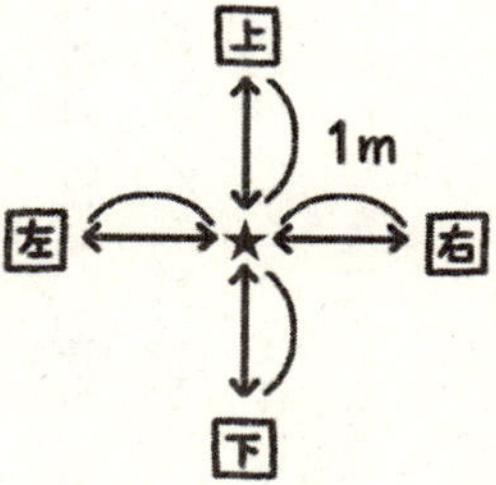

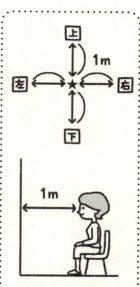

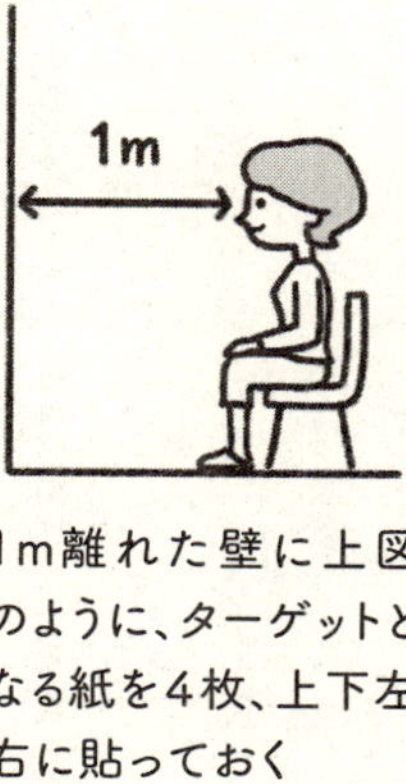

1m離れた壁に上図のように、ターゲットとなる紙を4枚、上下左右に貼っておく

ライト&レフトシフティング

壁に向かってイスを置き（壁から1m）、両目の真ん中の右1mと左1mに5㎝四方の紙2枚に右・左と書いて壁に貼ります。

まず、左目を閉じて右目で右の紙にピントを合わせます。

次に、右目を閉じて左目で左の紙にピントを合わせます。

1秒ずつ10回繰り返し、反対側もやってみましょう。

左右それぞれの目の視野が左右に広がるのを実感できるでしょう。

また、視線を左右に移動するため、パソコンやスマホなど、最近の横書き対応の目の使い方が上手になります。パソコン作業をしていても目が疲れにくくなり、冷えにくくなるという効果があります。

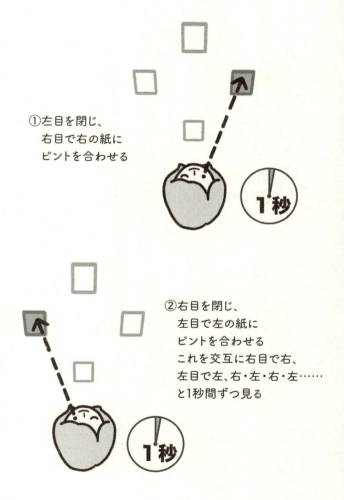

①左目を閉じ、
右目で右の紙に
ピントを合わせる

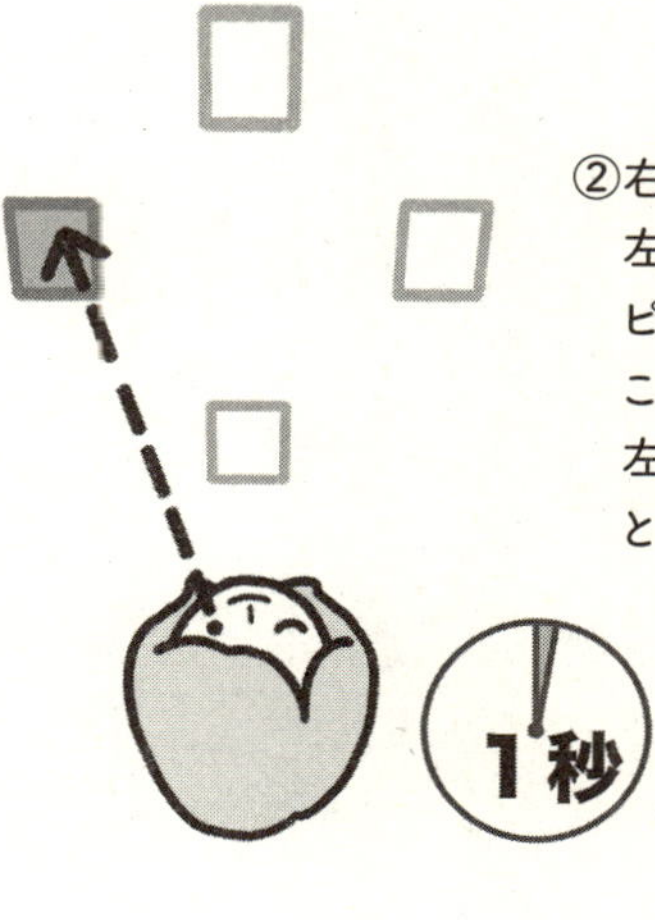

②右目を閉じ、
左目で左の紙に
ピントを合わせる
これを交互に右目で右、
左目で左、右・左・右・左……
と1秒間ずつ見る

アイムービング

新聞・雑誌など、何かピントを合わせるものを右手に持ち、上下や左右にゆっくり動かしながら、見る範囲を徐々に広げていきます（1分間）。

まず、ゆっくり上下に動かします。

次に、ゆっくり左右に動かします。

ゆっくり斜め方向に動かします。

最後に、ゆっくり前後に動かします。

目を滑らかに動かすことで、眼筋のバランスのよい動かし方を身につけるとともに、自由自在に目が動くように目の運動能力を高めます。

目やそのまわりの血行を促進して、目がホカホカしてきます。

見るものを右手に持つ

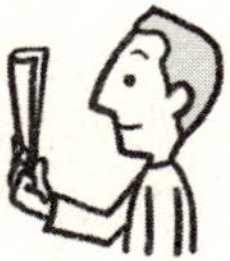

左右に動かす

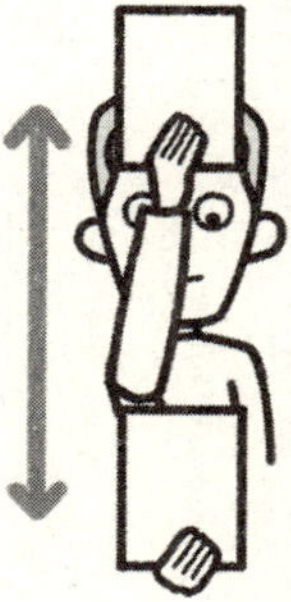

上下に動かす

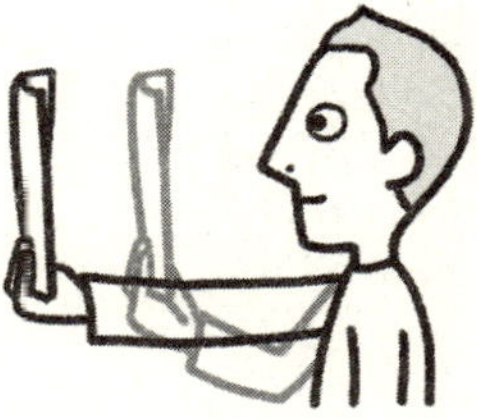

前後に動かす

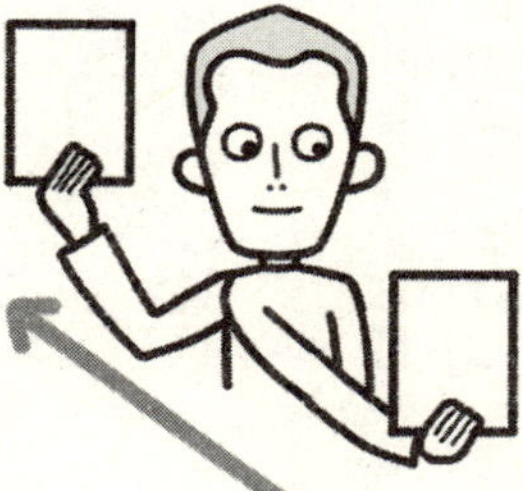

ななめに動かす

ブリーズ4ディレクションズ

息を吸って、ゆっくり吐きながら限界まで上を見てください（顔は動かさず、目線だけ動かしてください）。そして目線を戻して息を吸い、ゆっくり吐きながら上、また戻して上と3回行います。

息を吐きながら、呼吸に合わせて目線を動かすのがコツです。だんだん上のほうを見られるようになりませんか。これを上下左右で行ってください（約2分）。

通常のものの見方では、上の限界や下の限界、右の限界、左の限界を見ることはありません。息を吐きながら体をストレッチすると、よく伸びて柔軟性が高まりますね。目も同じです。息を吐きながら目のストレッチをすると、目の柔軟性が高まるとともに視野の限界を広げることができます。

息を吸って吐きながら、
目線をグーッと上に。
上の限界まで見たら元に戻す（×3回）

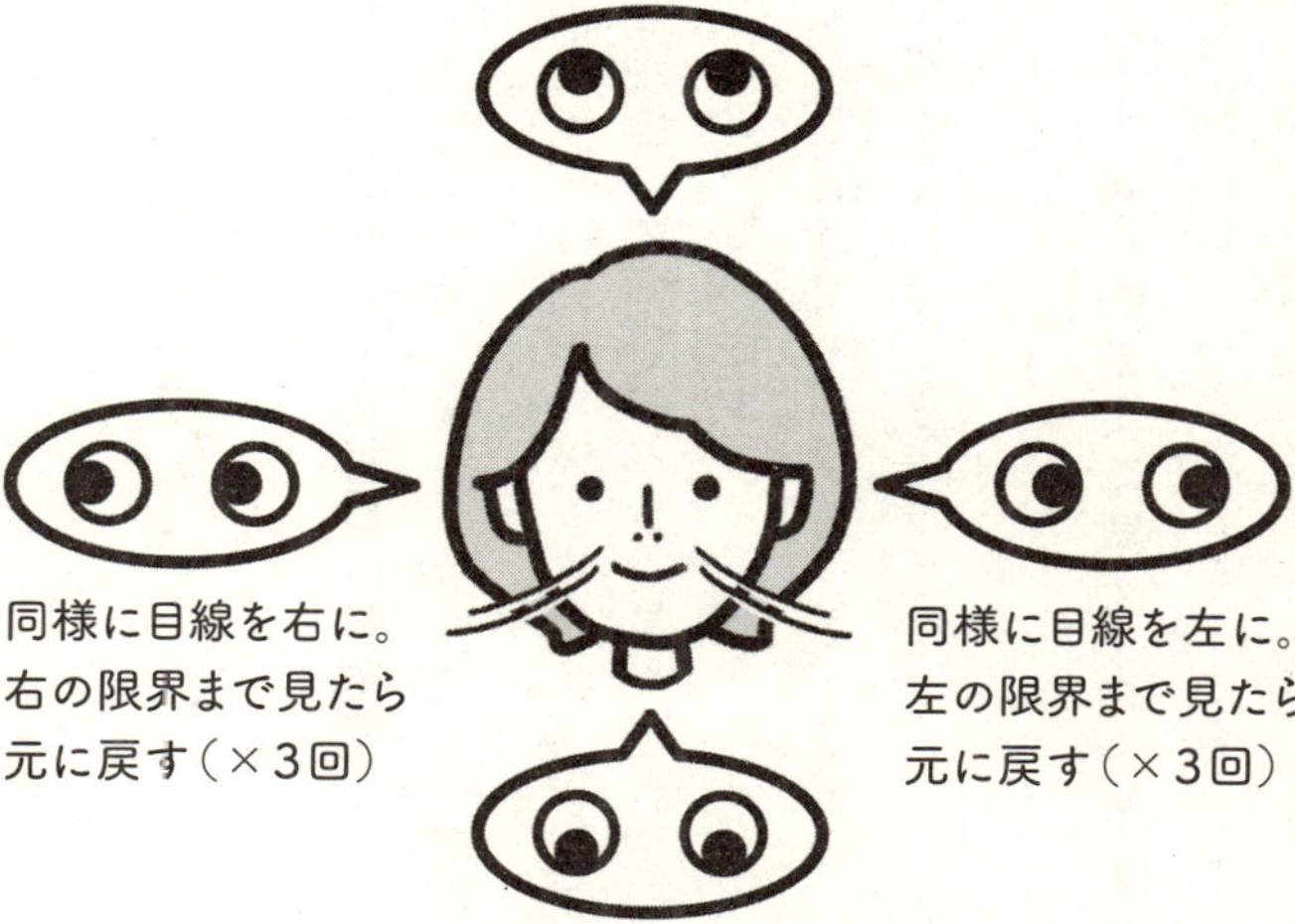

同様に目線を右に。
右の限界まで見たら
元に戻す（×3回）

同様に目線を左に。
左の限界まで見たら
元に戻す（×3回）

同様に目線を下に。
下の限界まで見たら
元に戻す（×3回）

アウトサイドイン4ディレクションズ

老眼回復にも効く、いわゆる「寄り目」の練習です。年をとると、眼筋力の低下で「寄り目」ができなくなります。通常、近くのものを見るとき、両目を寄せて一つのものを見ますから、寄り目ができないと目が疲れやすく、片目で見るくせがついて両目のバランスが崩れてしまいます。

息を吸いながら寄り目を行います。

1、2、3のリズムで上方向の寄り目。1、2、3のリズムで右方向の寄り目。1、2、3のリズムで左方向の寄り目。1、2、3のリズムで下方向の寄り目。

外眼筋の、とくに内直筋を効率よく鍛えます。目を寄せる力（輻輳《ふくそう》力）を高めるだけで視力は回復し、ラクにピントが合うようになります。

息を吸いながら寄り目をし、
吐きながら3秒（「イチ、ニ、サン」と数える）で
上を見て、「イチ、ニ、サン」で元に戻す

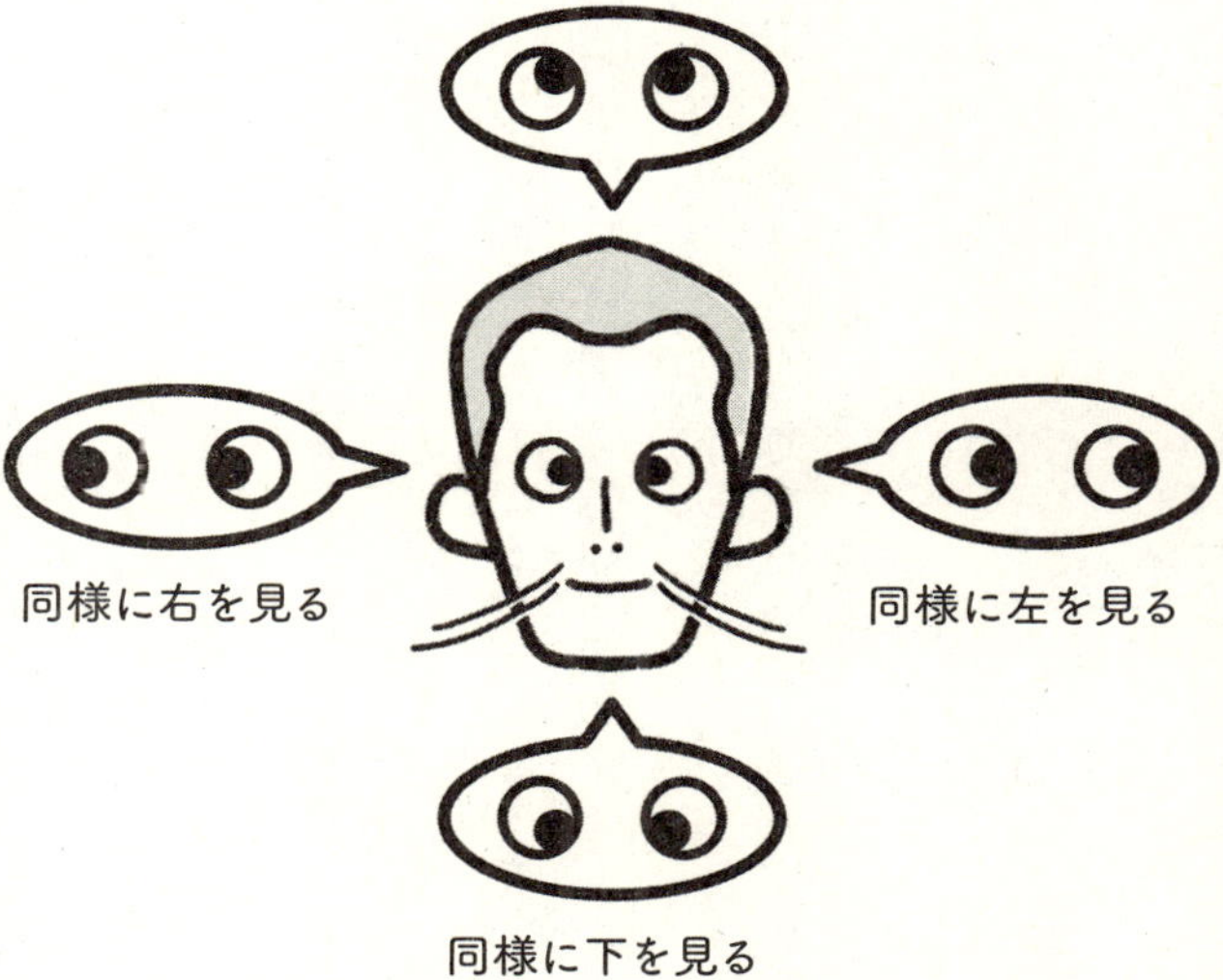
同様に右を見る
同様に左を見る
同様に下を見る

寄り目がうまくいかない人は、
人さし指を両目の間に近づけて寄り目をしてから、
その指を上下左右に動かしてみてください

ルックアップ・ルックダウンフィットネス

上目づかいになり、目は上に向けて、左右にシフティング（視線移動）します。

下目づかいになり、下を向いて左右でシフティングをしていきます（息を吸っては吐き、吸っては吐きながら行います）。

これは上のまぶたと下のまぶたの筋力をアップするトレーニングです。年齢とともにまぶたが垂れ下がってくるのを予防し、パッチリした美しい目の輪郭をつくっていきます。

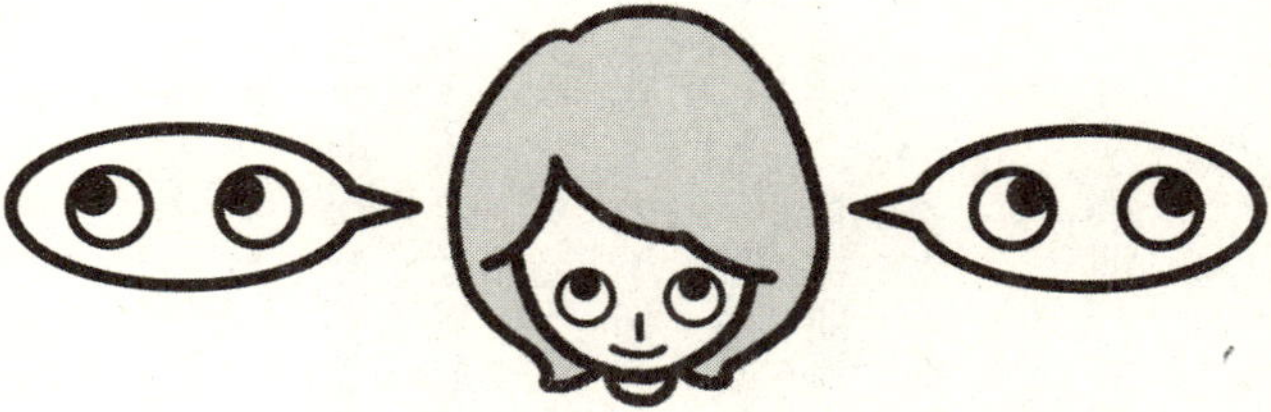

上目づかいで左右に視点移動を繰り返す

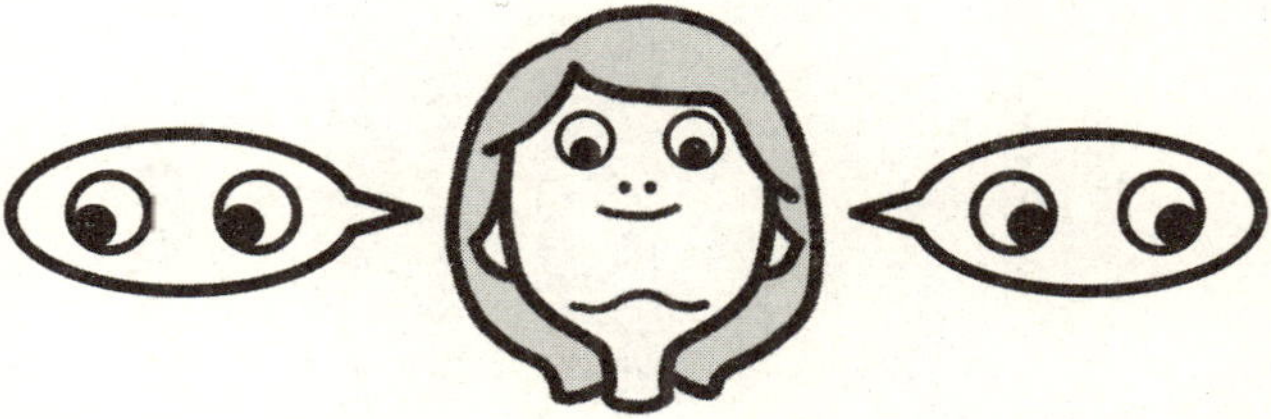

下目づかいで左右に視点移動を繰り返す

2 首伸ばし 首こりを解消し、目と脳に血液供給する

パソコン・スマホなど小さな画面を長時間見ていると自然に前傾姿勢になり、背中が丸くなると同時に首が前に落ちます。すると、脳に行く血液は、なんと4分の1になってしまうといわれています。

首には心臓から手の小指くらいの太さの血管が、内頸動脈・外頸動脈・椎骨動脈となって脳に血液を供給します。その後、脳底動脈・眼動脈・毛様動脈と細くなって目に血液を供給します。

首が前に落ちていると、血管を締めて脳と目に血液が行かなくなります。同時に、頭は重いので、頭が前にたれるだけで首肩は当然こるのです。

首こり・肩こりを解消して脳に血液を供給しましょう。

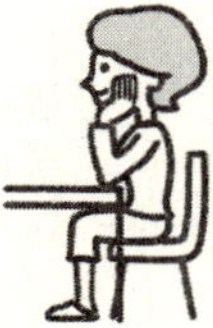

机に両ひじをつき、
両手のひらに
あごをのせる

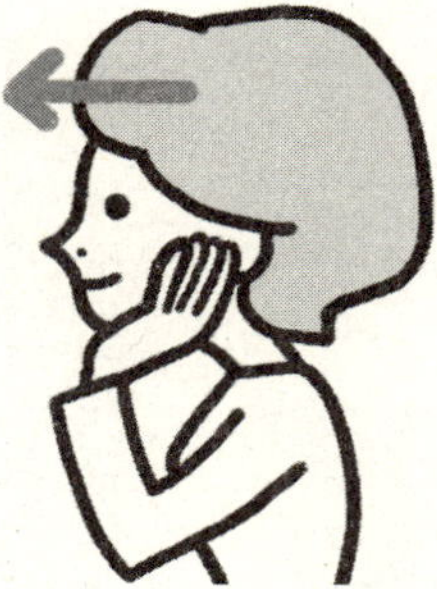

①「イチ、ニ、サン」のリズムで
首を前に出す

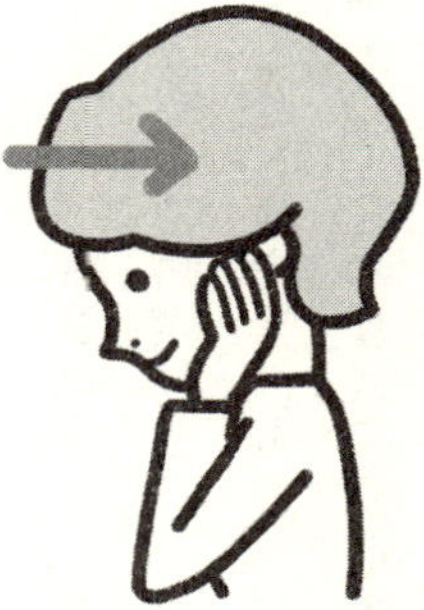

②同様に首を後ろに引く

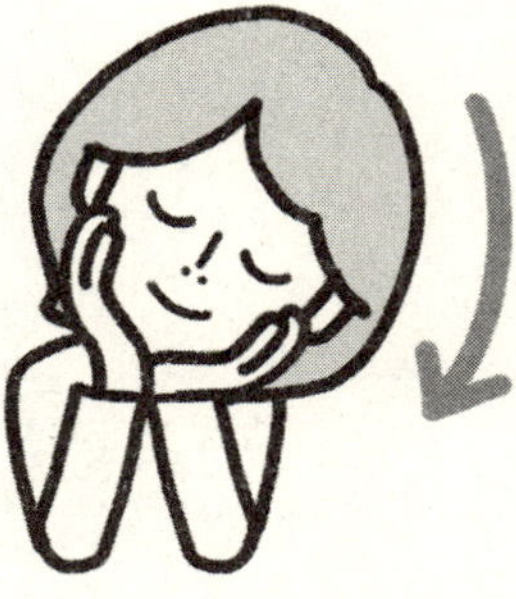

③同様に首を左に曲げる

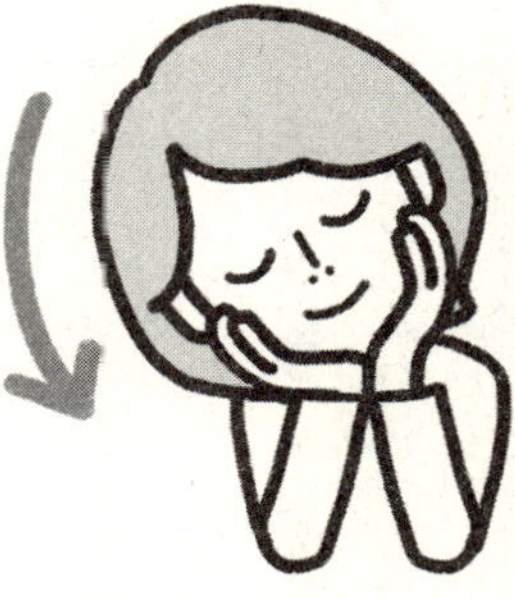

④同様に首を右に曲げる

机に両ひじをつき、両手のひらにあごをのせ1・2・3のリズムで首を前に突き出します（3回繰り返す）。

同様に、1・2・3のリズムで首を後ろに引きます（3回繰り返す）。

同様に、1・2・3のリズムで首を左に曲げます（3回繰り返す）。

同様に、1・2・3のリズムで首を右に曲げます（3回繰り返す）。


あまり力を入れず、軽くストレッチする気持ちで行ってください。首まわりが一気にラクになるのを実感できるはずです。

3 ヨガ・ビジョン　下半身の筋肉を使って血行・代謝アップ

基礎代謝の4割は筋肉が消費し、体温の4割は筋肉が保っています。そして、筋肉の7割は下半身にあります。

したがって、下半身の筋肉を増やせば基礎代謝がアップして体温が上がり、脳の温度も同時に上がります。

生活のなかでひざ・腰・首などを折り曲げて、血液が行きにくくなっている箇所の筋肉を簡単なヨガのポーズでほぐしましょう。

イスのポーズ

足を肩幅に平行に広げて立ちます。鼻から息を吸って鼻から吐きながら手を前に出してイスに座る格好をしてください。目は天井の一点を見て、背筋はなるべくまっすぐに伸ばします。この状態を10秒キープしてください。これを3回繰り返します。

下半身の筋力アップで脳の温度をアップする効果があります。

後ろ座りのポーズ

正座をします。鼻から息を吸って鼻から吐きながら後ろに倒れていきます。手をまっすぐ後ろに伸ばし、目は後ろの方向を見て。この姿勢を10秒保ったら、ゆっくり起きて正座します。これを3回繰り返します。

ひざの柔軟性を取り戻すとともに、ふくらはぎを刺激して下半身の血液を脳に上げていきます。

イスひねりのポーズ

イスに斜めに座り、背もたれに手をかけます。鼻から息を吸って、鼻から吐きながら体をひねります。目は斜め上方を見ます。その姿勢を10秒保ちます。反対方向も同様に。各3回繰り返します。

腰と首のゆがみを取り、下半身の血液を上に上げて脳の温度をアップします。

イスのポーズ

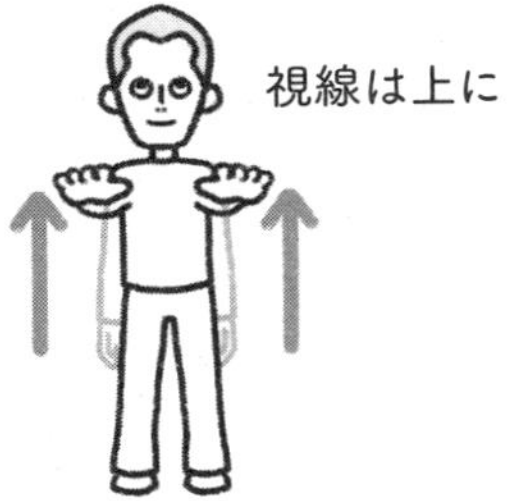

息を吸って、吐きながら手を前に出しておく

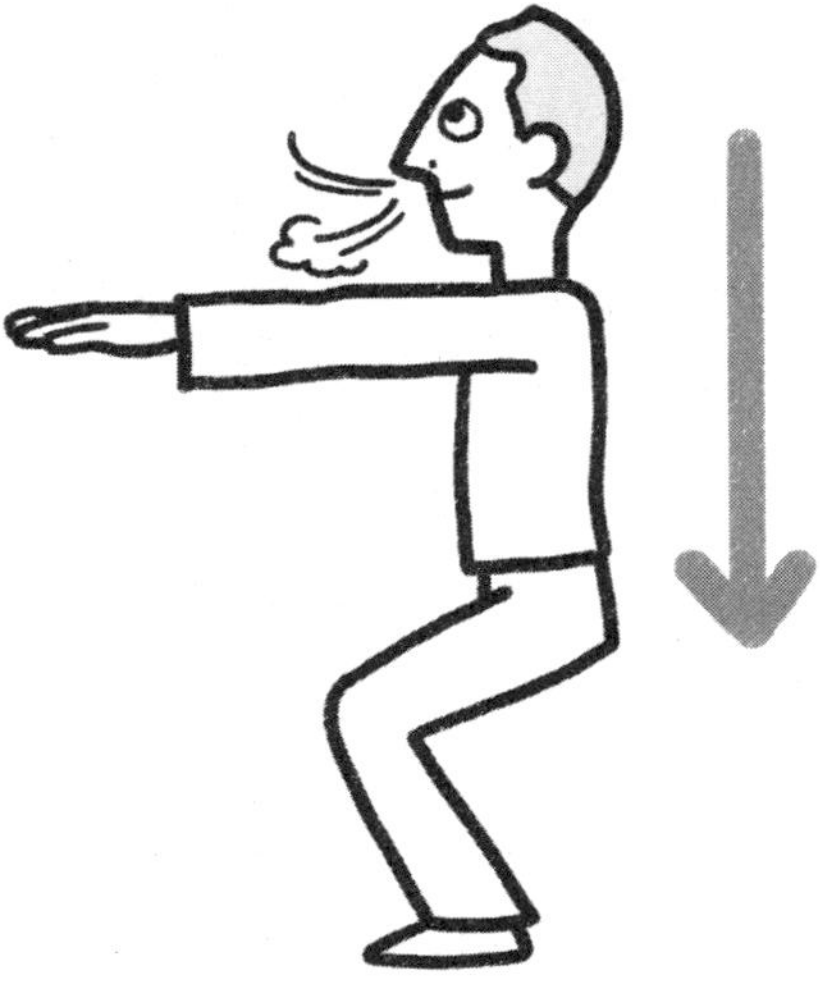

息を吸って、吐きながら腰を落としてイスに座る形を
10秒キープ。これを3回繰り返す

後ろ座りのポーズ

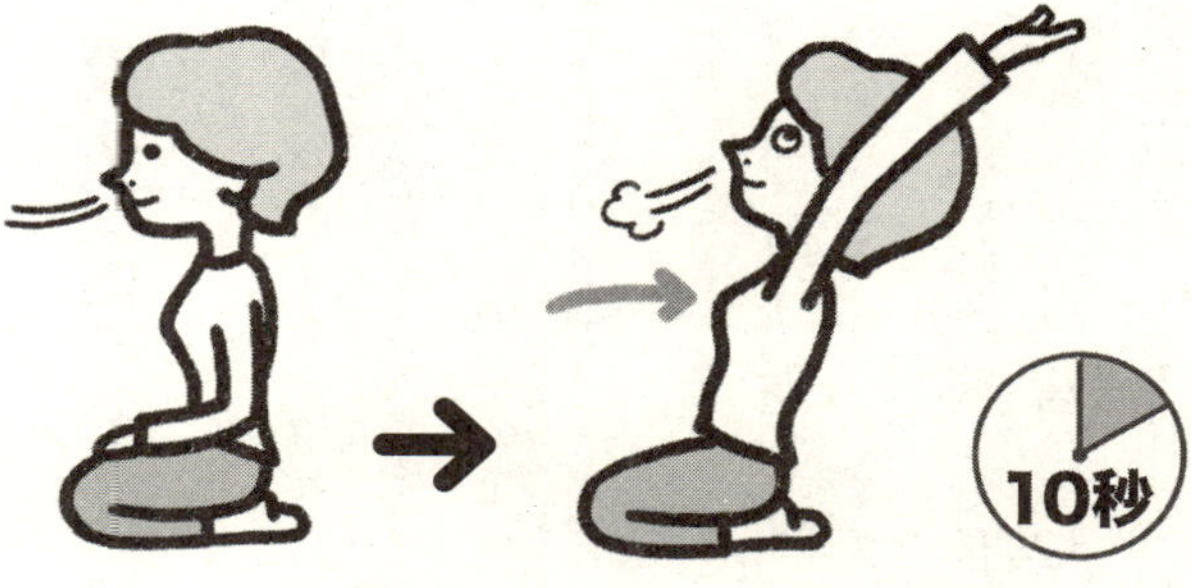

息を吸って、吐きながら後ろにのけぞるように手を伸ばす

イスひねりのポーズ

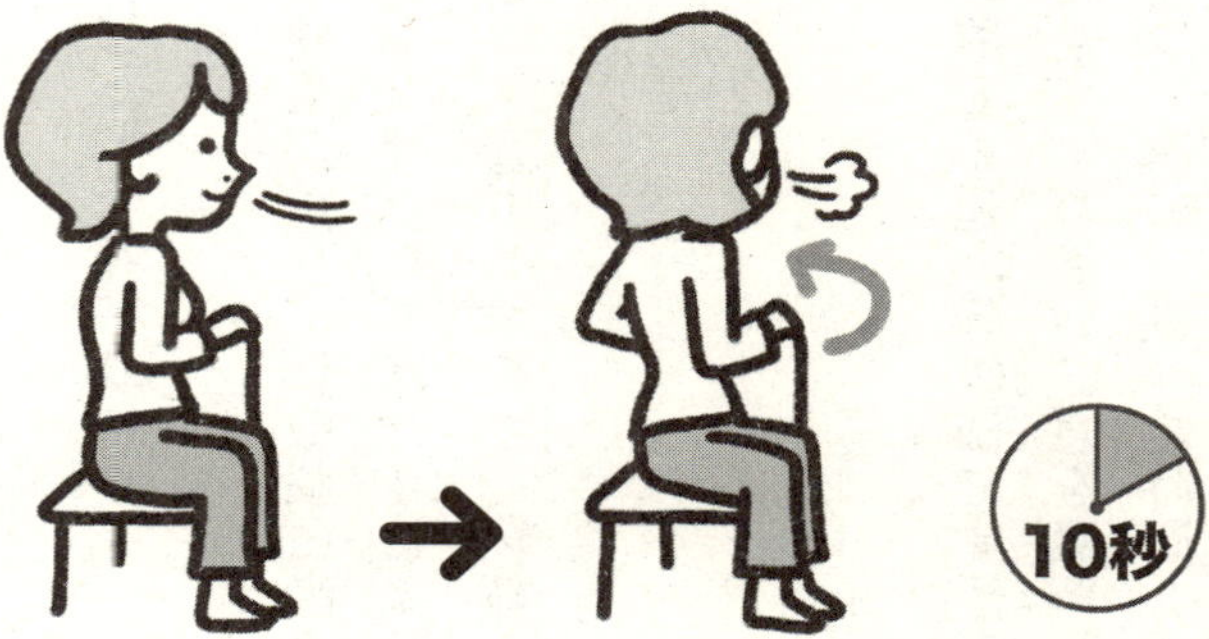

ななめに座り、
背もたれに手をかけ、

息を吐きながら背もたれのほうに
体をひねる。目線はななめ上。
反対側も同様に

4 呼吸法　体内の熱効率をアップして脳ホカホカ

呼吸法（ブリージング）にはさまざまな効果があり、目や脳に酸素をたくさん送り込むだけでなく、代謝の回転数を上げたり下げたりして脳に刺激を与えます。体の中のエネルギー循環がよくなりますので、内側から目や脳が温まるのです。

トップ・ブリージング

ゆっくり深い呼吸をして目や脳に多量の酸素を運ぶ呼吸法です。軽く目を閉じて鼻から息を吸い、お腹をふくらませてください。息を吸い終わったら息を止めて（1～10秒）肛門を締めます。次に、吸った時間と同じ時

間をかけて、ゆっくり鼻から息を吐ききります（10回繰り返します）
1個のヘモグロビンにたくさんの酸素をくっつけて血中に送り込むイメージでやってみてください。
息を止めることで脳に酸素が減っていると錯覚させ、血管を広げて多くの血液を脳に送り込みます。

ファイヤー・ブリージング

腹式呼吸で力強く息を吸ったり吐いたりする方法です。軽く目を閉じたら、まず鼻から息を全部吐ききり、鼻から息を吸って吐く、で1秒。30秒間繰り返してください。脳の強い刺激になります。

急速に酸素が脳に届き、脳がスッキリして体と脳がホカホカします。

トップ・ブリージング

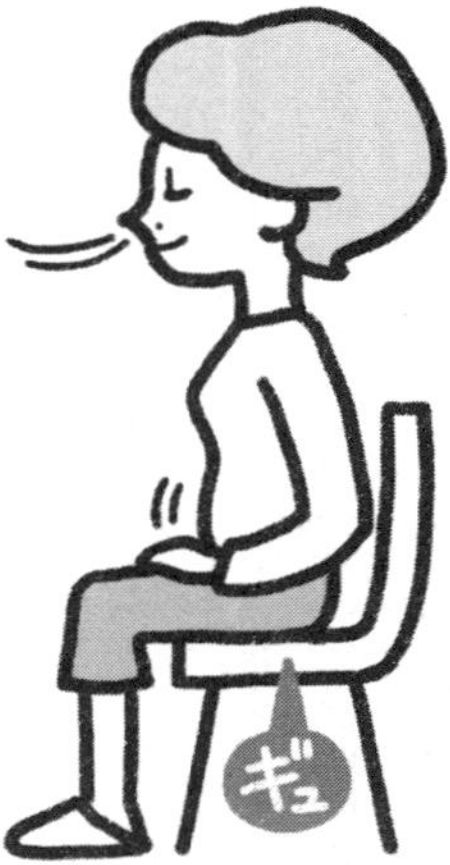

鼻から息を吸いながら
お腹をふくらませる。
軽く息を止めてお尻に力を入れる
（1～10秒）

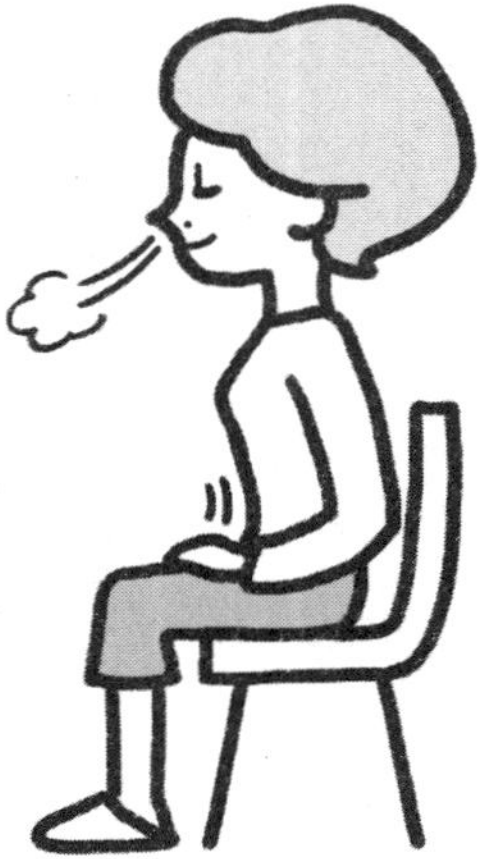

次に、ゆっくり鼻から息を吐ききる。
この腹式呼吸を10回繰り返す

ファイヤー・ブリージング

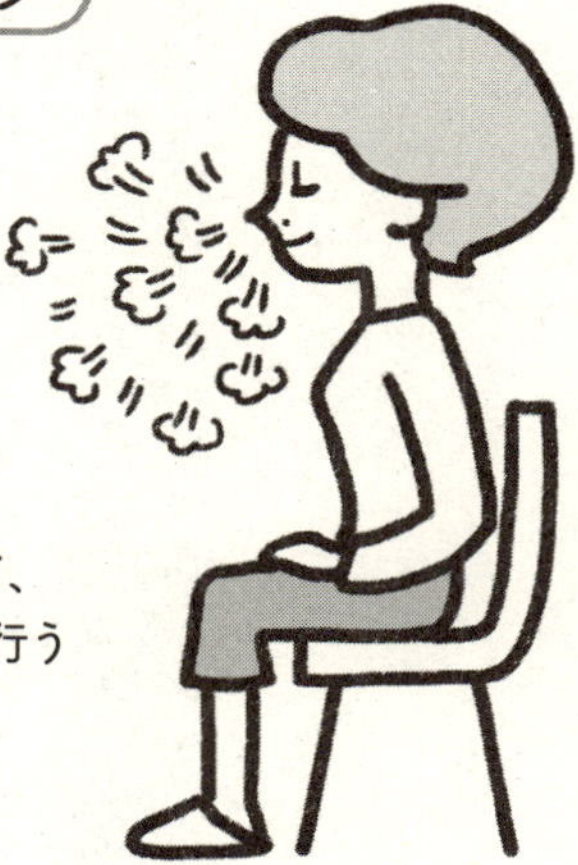

鼻から力強く吸って吐いて、
吸って吐いて、をすばやく行う

バランス・ブリージング

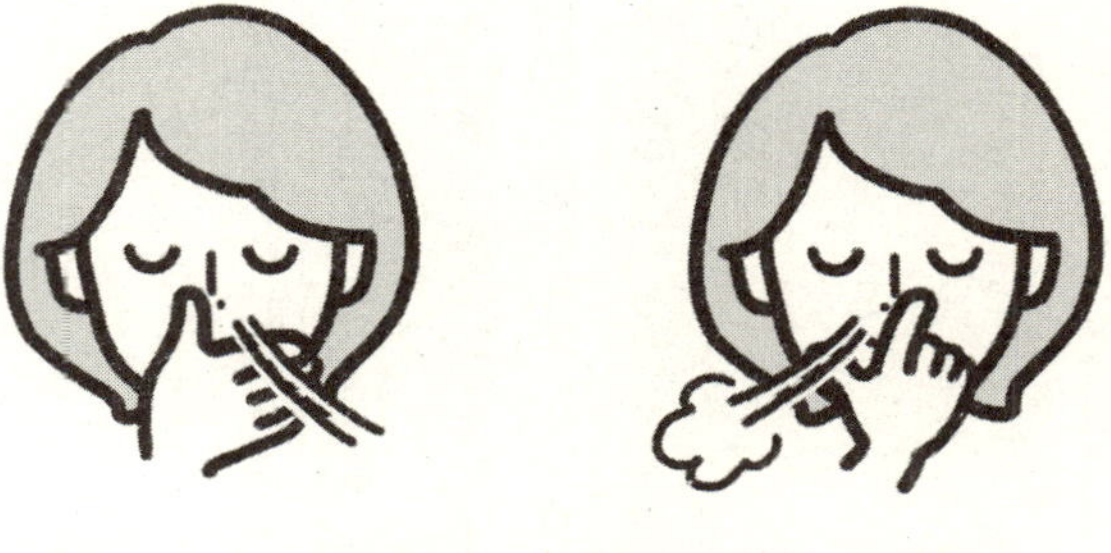

左の鼻の穴から息を吸って、右の鼻の穴から息を吐く

バランス・ブリージング

左の鼻の穴から息を吸い、右の鼻の穴から吐く方法です。軽く目を閉じたら右手の親指で右鼻を押さえ、左鼻から息を吸って（5秒）、人差し指で左鼻を押さえて息を止めます（5秒）。次に、右手の親指を離し、右鼻から5秒かけてゆっくり息を吐きます。これを20回繰り返します。

右鼻からは陽の気、左鼻からは陰の気を入れ、目と脳のバランスを整えます。頭がスッキリして脳がシャキッと冴えてくるはずです。

5 脳の体操 脳の前頭葉・海馬を刺激する

前頭葉刺激

脳の血流量を増やして脳を直接温める「脳の体操」です。

人は脳の「前頭葉」から老化し、やる気・考える力・創造力・感動力が減退するといわれています。

前頭葉が衰えると、①考えがまとまらなくなる、②感情的になる、③思い通りの行動ができなくなったり不器用になる、④感動しなくなる、⑤あきらめやすくなる、といったことが起きます。2つや3つ思い当たる人は、次に紹介する脳の体操で前頭葉を刺激しましょう。遊び感覚でやってみてください。

目を閉じてまっすぐ歩く

目を閉じてまっすぐ歩いてみてください。目を開けてみると、左に行ったり右に行ったりして、まっすぐ歩けていなかったのではないでしょうか。脳の中のイメージと体のイメージ（行動）とが一致しなくなっているのです。繰り返しやってみると、次第にまっすぐ歩けるようになります。思い通りに行動できるようになります。前頭葉にイメージを描き、イメージ通りに動けることに感動します。この感動が前頭葉の血流量をアップします。

ゲームで勝ちにこだわって連勝する

じゃんけんでもカルタとりでも、なんでもかまいません。勝ち負けにこだわってゲームをしてください。勝つと感動し、ますますやる気と自信がみなぎります。

負けても次にどのようにしたら勝てるかを考えます。次第に勝っても喜びすぎず、負けても悲しまなくなります。感情をコントロールできるようになるのです。考え抜くことで前頭葉の血流量をアップし、やる気・自信をよみがえらせます。

海馬刺激

中高年以降になると物忘れが激しくなり、物覚えが悪くなります。記憶に関わる脳の場所は「海馬《かいば》」です。記憶力を鍛えて海馬を刺激します。

実は「記憶する」と一口にいっても、3つの働きがあります。

①記銘力（情報を目から脳に入れ込む力、すなわち脳へのインプット）、

②把持《はじ》力（入れた情報を脳にとどめておく力、すなわち脳でのキープ力）、

③再生力（脳の中の記憶を取り出して、もう一度活用する力、すなわち脳からのアウトプット）です。とくに、再生力が著しく低下するのが特徴です。見ることは覚えることです。そこでものを一瞬で見る（瞬間視）フィットネスをして、目から脳を刺激し、瞬間視力を短期記憶に変えて長期記録にしまい込みましょう。海馬の血流量アップにもなります。

足し算・かけ算瞬間視

5つの数字をバラバラに置いた紙を一瞬見てもらいます。そしてこの数字の足し算・かけ算を行います。足し算した合計とかけ算した合計の2つの数字を頭の中で足してください。

下の数字をパッと一瞬で覚えて、記憶（1字ずつ覚えるのではなく脳に全体を焼きつけるようにするのがコツ）。
目を閉じ、数字を思い出して足し算とかけ算をし、
それぞれを足した数字を口に出して言ってみよう

3　　5

1

2　　6

答え　足し算＝17、かけ算＝180

英語文字法

英語のアルファベットがバラバラに書いてあります。パッと1秒見て、その文字を覚え、脳の中でスペルを組み立てて、何と書かれているかを言い当てます。

①

t

o

a

m

答え atom

バラバラの英字をパッと一瞬で見て、記憶（1字ずつ覚えるのではなく脳に全体を焼きつけるようにするのがコツ）。
目を閉じて頭の中で正しいスペルを言い当てて、
その意味を考えよう。

②

a

r

i

p

l

n

e *a*

答え airplane

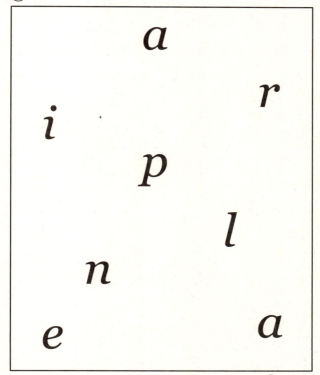

6 イメージ・フィットネス　脳の見る力を高める

人は考えると、瞬間的に前頭葉にそれをイメージしています。ただ、イメージ通りに行動できるか否かは前頭葉にハッキリ映像化したかどうかで決まります。しっかりイメージし、前頭葉に血液を集めれば、その通りに事は運ぶでしょう。

前屈トレーニング

目を閉じた状態で、まず、体が曲がらないな、硬いなと思いながら前屈してみてください。次に、自分が「タコ」になったイメージで、体がクニャクニャに柔らかく、手のひらが地面につくとハッキリと想像して前屈します。いかがでしたか。ハッキリとイメージし、それを消さないように行動を取ると、5㎝や10㎝、極端な例では20㎝も差がでるはずです。
イメージを前頭葉にうまく伝えることによって体の動きが変化します。

ためしに体がタコになったと
鮮明にイメージして前屈してみよう

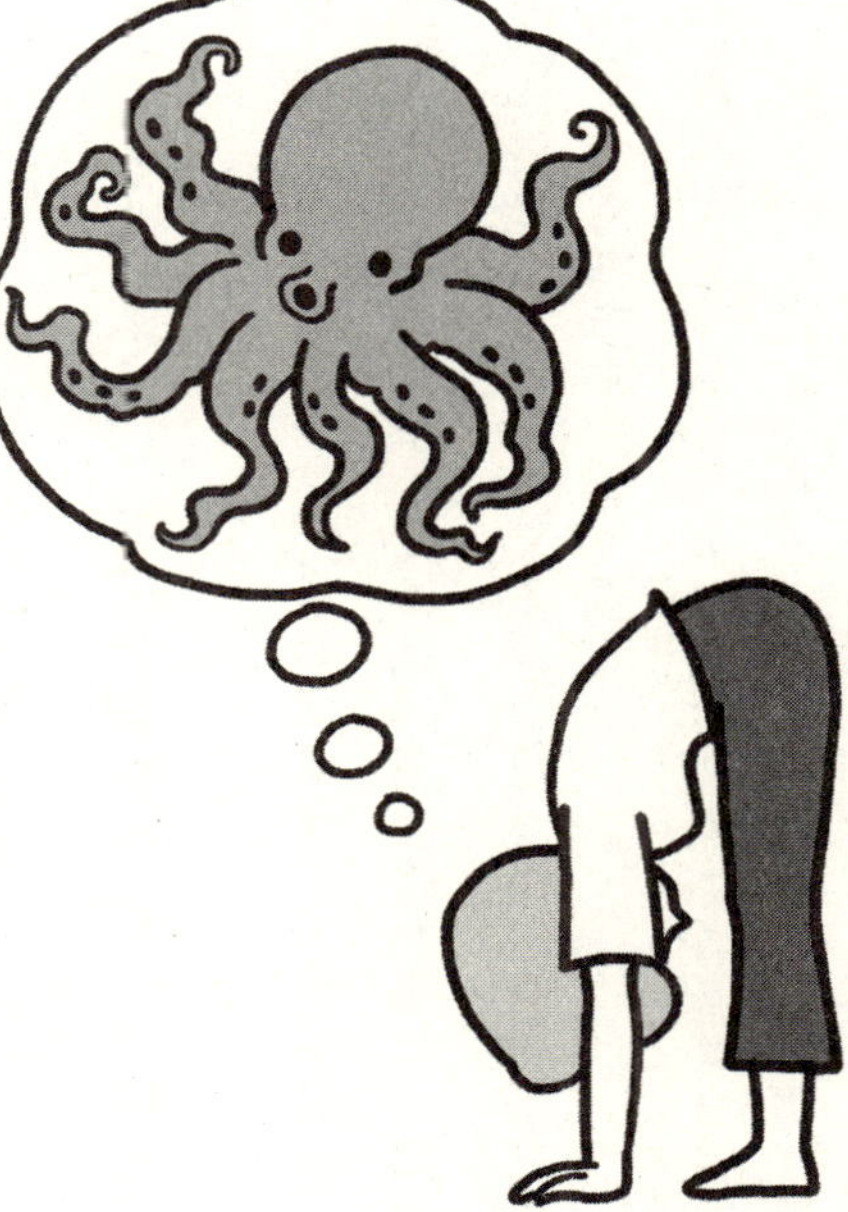

7 ライト・フィットネス 自然光刺激で自律神経を整える

紫外線（UV）カットが常識の現代ですが、**「ライトセラピー（光療法）」という治療法があるように、目から入る光は脳全体を巡って体調を整えてくれます。**自律神経を整え、うつや気持ちの不安定、不眠症や血圧の上下、食欲の不安定を治してくれます。

また、視交叉上核へも光刺激が伝わり、体内時計が整います。セロトニン（夜になると「睡眠ホルモン」と呼ばれるメラトニンに切り替わる）の分泌が正常化し、リラックスと活動のメリハリがつくようになります。

目と脳の健康にいい「目の日光浴」を2つ紹介します。いずれも**太陽光を直視せず、必ず目を閉じて行ってください。**

ライトインプット・フィットネス

鼻から息を吸いながら太陽光を目から取り入れます。目の奥10㎝くらいを目がけてインプットするようにイメージしてください。そして、3～5秒、息を止めている間、その光を脳全体に放射します。その後、ゆっくり鼻から息を吐きながら、目から脳の汚れをアウトプットします。

目の血行がよくなるほか、網膜が刺激されて視力回復にも効果的です。

ライトウォーム・フィットネス

目を閉じたまま、鼻から息を吸い込みながら太陽光を目から取り込み、徐々に脳全体に光を広げます。それを徐々に首・上半身・腰・下半身へと

ライトインプット・フィットネス

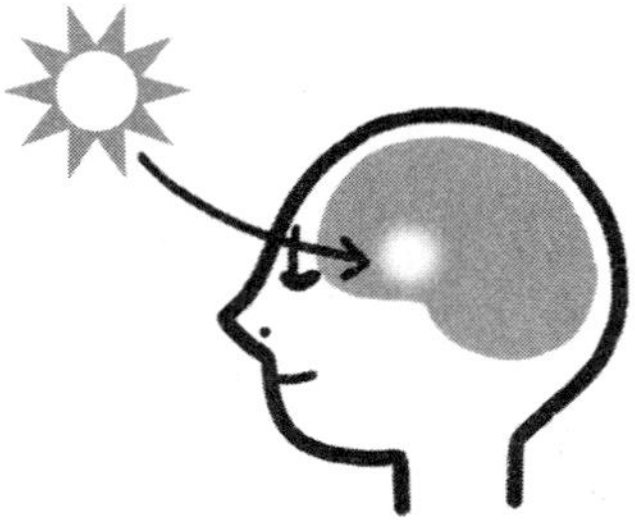

目を閉じて、太陽光を
目の奥10cmにインプット

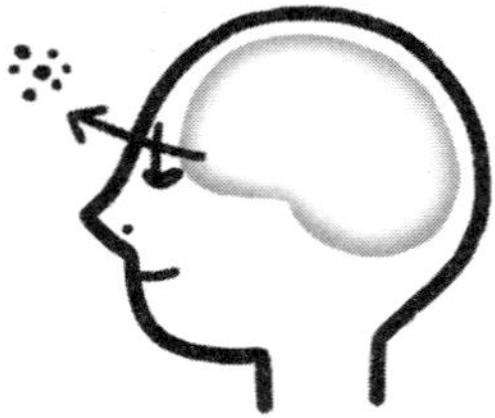

息を3～5秒止めている間、
光を脳全体に放射。
そして、ゆっくり息を吐きながら
目から脳の汚れをアプトプットするイメージ

ライトウォーム・フィットネス

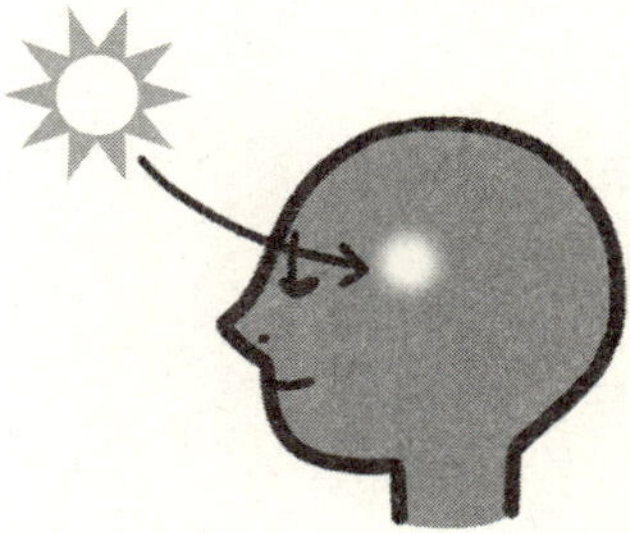

目を閉じて、太陽光を目から取り入れ、
脳全体に光を広げる

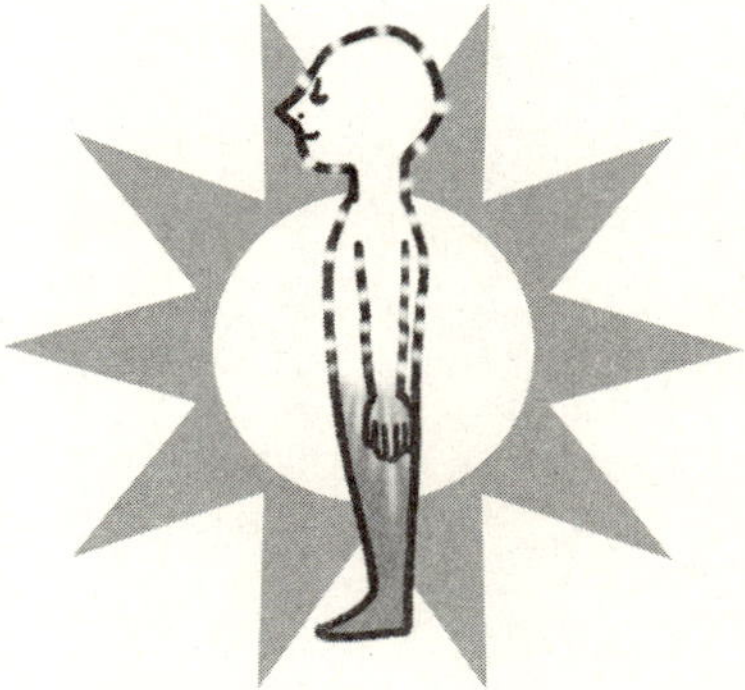

全身を光でいっぱいにし、
太陽と一つになるイメージで
全身ホカホカに

広げます。全身を光でいっぱいにし、最後に、太陽と一つになるイメージをしてください。

体がホカホカして交感神経も休まります。目だけでなく脳の血行もよくなります。

第4章

目の健康寿命をのばす7つのヒント

目と脳が若返る生活のコツ

①近視・老眼による視力低下を止める

繰り返しになりますが、緑内障・白内障・黄斑変性症・網膜剥離は、近視の合併症によるものが圧倒的に多いのです。近視は老化現象、老眼も老化現象ですから、視力を回復して老眼を回復することが目と脳の若返り法の最重要項目になります。

パソコンやスマホの使用により、20歳を過ぎても近視がどんどん進行するようになりました。もともと目がよかったのに、パソコンを使うようになってから目が悪くなったという人が増えてきています。この近視を止め、眼球（眼軸）が伸びないようにすることです。近視が強度化するほど、目全体、そして網膜の血流が途絶えて、眼病に近づきます。

②ブルーライトや電磁波に気をつける

現代は新たな「光害」が発生しています。スマホやゲーム機器、パソコンといった情報端末から発するLEDなどから発せられる人工光による弊害です。詳しくは前述しましたが、人工光を至近距離で直接見ることは、目が2~3倍疲労するといわれています。

朝から晩までパソコンなどを使用している人は、持続的にブルーライトを受け入れるのですから、ブルーライトは必ずカットしましょう。

ブルーライトをカットするレンズやフィルムなどいろいろありますが、食事などで体に「抗酸化物質」を取り込んで、ブルーライトが目に与える弊害を除くべきです。

次に、電磁波です。スマホ・携帯電話の電磁波は、高周波の「マイクロ波」に分類されます。これが人体に対してどんな影響があるのでしょうか。マイクロ波の危険性は、熱作用にあります。同じマイクロ波の電子レンジのように、外見はなんともなくても体内が発熱して損傷を受けます。とくに、脂肪組織と骨に浸透し、じわじわと破壊していくといわれています。

携帯電話などは頭部に近い場所で使われますが、頭部にあるツボは、とくに熱の吸収率が大きく、目は格好の標的になります。

血流の面から見ると、血流のよいところより悪いところのほうが敏感に反応します。目は血流が悪いために障害を受けると回復率が悪いのです。そのことが引き金となって白内障になるのも不思議ではありません。

スマホ・携帯などの使用はなるべく短時間に抑え、使用する場合にはイヤホンを使ってできるだけ頭部から離すこと。これが脳を電磁波から守るコツです。

③ 動脈硬化をストップする

誰でも加齢とともに体が硬くなり、血管も硬くなります。心臓から体のすみずみまで血液を送る「動脈」の内側に汚れがこびりついて、血管が狭く硬くなる状態「動脈硬化」を起こすと、中の血液の流れ（血流）が悪くなります。つまり、冷えを生じるのです。

この動脈硬化を「年だから防ぎようがない」「治らない」といってあきらめないでください。動脈硬化をストップしたり、その速度を遅くしたりすることは今日から誰にでもできることです。

動脈硬化の原因は、ズバリいえば「血液の汚れ」です。血液は体のすみずみまで栄養と酸素を運びます。

血液が汚れていて血流が悪くなると、全身にある60兆個の細胞に栄養や酸素や水を十分に供給することができません。また、その60兆個の細胞から排出される老廃物を取り除くこともできなくなります。この積み重ねで血管の内壁に汚れが付着し、動脈硬化を生むのです。

これに気づかずに血液がドロドロになった状態を続けると、血管がどんどん細くなり血液が通わなくなります。**緑内障・白内障などの症状は、「目の血管に動脈硬化が起こっているから」と考えられます。**

日本人は戦後の食の欧米化で、肉や乳製品（牛乳・チーズ・ヨーグルト・バター・アイスクリーム）などの高脂肪食をたらふく食べています。また、スイーツなど甘いもので糖分をとりすぎ、中性脂肪値を上げて血液を汚しています。

高脂肪食や甘いものを食べすぎると、栄養素の燃焼が不十分のまま血液中に取り込まれます。血液中の栄養素が過剰になると、血液がべたつき消化吸収が十分に行われないために老廃物が血中にあふれます。

こうした血液の汚れから血流が悪くなり、目も脳もますます冷えるのです。とくに目の血管は細いので、血栓ができて詰まらせたら一巻の終わりです。

和食中心・腹八分・ゆっくり、よく噛んで食べる・油分、乳製品、砂糖を控える・野菜や魚をふんだんに食べる……などを実行して、動脈硬化が進まないようにしましょう。

④ 体を温める

私も以前は35・7〜35・9℃の間を行ったり来たりしていましたが、最近では36・3〜36・5℃に体温が上がってきました。体温は血液の温度ですから、動脈が全身に血液を供給するときに体温が高いほうが体が温まるということです。

まず大切なことは、体を温めるということです。体の一番上にある脳に、どうにかして血液を上げていかなければなりません。

そのトップバッターはお風呂。あとの項で詳しくふれますが、**41℃に設定して15分以上お風呂に入ってください**。なるべく首・肩まで（心臓にトラブルがある方は胸まで）つかることです。次第に汗をかき、額や頭皮も汗だくになっていきます。首から上の脳に血液が回っている証拠です。これを週に3回以上行いましょう。

二番目に、**冷たいものを飲食するのを控えること**。せっかく体温が上がりはじめたのに冷たいものを飲んでしまっては意味がありません。お風呂上りにキュッと冷たいビールを飲んだり、あるいは冷たい麦茶やジュース、アイスクリームなどは控えましょう。冷たいものを一気に飲むと、体温は3～4℃落ちるといわれています。

三番目に、**体を冷やす食べ物に気をつけてください**。食べ物には陰性と陽性があります。野菜でいえば根菜類のレンコン、大根、にんじん、ごぼうなどは陽性ですが、レタス、キュウリ、トマトなど陰性の食べ物は体を冷やします。

果物も同じです。南方でとれるマンゴー、パパイヤやドラゴンフルーツは暑い地域に住む人が体を冷やすために食べるものなので、日本人がそんな体を冷やすものを食べては意味がありません。なるべく温かいものを取り込むようにしてください。

また、水やお茶も温かいものがいいのですが、飲みすぎないようにしましょう。だんだん年齢を重ねると体の保水力が落ちます。少しずつ水分を補給することが大切です。

⑤ ストレスをためない考え方を持つ

第1章で紹介したように、ストレスが眼病や近視・老眼などによる視力低下に影響する時代になってきました。現場では、①**介護ストレス**、②**上司ストレス**、③**経営者ストレス**が「ベスト3」です。いずれのストレスも眼病に直結し、しかも短期間で進行します。

私が驚いた例は、

①しばらく来所されなかった人が、「急に見えなくなったので」といって突然来られたので調べてみると、近視が進んで「核白内障」になっていました。親の介護が始まったとのこと。

②50代で上司との軋轢《あつれき》で近視が強度化して「緑内障」になった例。この人はそのあと独立し、今では、少しずつ改善して視野欠損の検査がい

らなくなりました。

③40代の大手学習塾の経営者が中等度の近視で白内障・緑内障がかなり進んでいた例もあります。

とにかく、ストレスは怖い。多くのストレスは避けられません。避けられないストレスは考え方を変えて受け入れるしかありません。悲しみに浸っていると、ますますストレスが強くなります。ストレスは前向きな「自己の精神的成長」として受け止めてください。

⑥活性酸素を取り除く対策を

活性酸素は、名前は〝活性〟でも〝悪玉酸素〟。体を錆びさせて老化を促進する酸素です。活性酸素が注目を浴びたのは、1956年にアメリカのネブラスカ大学のD・ハーマン教授が「活性酸素論」を発表してからです。最近ではすべての病気の原因物質とされています。

活性酸素のよくない主な働きは、①DNAを傷つけたり破壊したりする、②体内の酵素を減少させる、③免疫系に損害を与える、④老化現象を促進する、です。

主な発生原因は、パソコン画面から出るブルーライトや電磁波、蛍光灯から出る人工光、ストレスや怒りの感情、激しい運動、排ガス、食品添加物、残留農薬、太陽光の有害紫外線などです。

そして一口に活性酸素といっても、次の5種類あります。

●スーパーオキシドアニオンラジカル……呼吸や食事をするたびに酸素や栄養を細胞に取り込んでエネルギーに変換するときに生じるもの。全身に3000〜60000兆個あるミトコンドリアで大量発生するもので解毒《げどく》しづらいです。

●過酸化水素……細胞膜を簡単にすり抜ける性質の活性酸素。
●一重項酸素……過酸化水素が細胞内の鉄や銅イオンと結びついたもので、天ぷら油を放置したときの数千倍の酸化力を持ちます。強い紫外線・放射線・光刺激を浴びると大量に発生し、目の老化の原因になる活性酸素です。
●ヒドロキシルラジカル……毒性が非常に強く、酸化力はナンバーワン。細胞膜や遺伝子を傷つけて生活習慣病やがんを招くといわれています。
●脂質過酸化ラジカル……魚油・植物油の不飽和脂肪酸が酸化したもの。細胞膜やＤＮＡの核膜を攻撃し、連鎖反応しながら数億から数十億の細胞を破壊していきます。

以上からわかるように、目と脳の若さを保って眼病を撤退させるためには、活性酸素にも対策を講じることが大切です。

まず、発生原因をできる限り取り除くこと。現実問題としてそれが困難な場合は、活性酸素を「抗酸化物質」で除去するのが得策です。食事で抗酸化物質をとる方法については、次の第5章で紹介します。

⑦風呂を活用する

「日本人に生まれてよかった」と思う瞬間。それはお風呂に入るときではないでしょうか。私もアメリカに留学していたころは、毎日がシャワーで困ったものです。

湯船につかってのんびりゆったりするのは、どこにも出かけずに家で一人でも楽しめる贅沢です。この風呂を利用して目をよくし、眼病を撃退しましょう。

前述したように、湯の温度は40～41℃くらいを目安にしてください。湯船には、心臓が悪い人を除いて首までつかります。心臓から椎骨動脈・内頸動脈・外頸動脈を温めるようにするのです。水圧が下に向かって働くので、首から下にたまった血液を脳に向けて無理なく供給できます。10～20分入っていると顔に汗をかくようになります。脳に血液が行き、脳が温まった証拠です。その間に、第3章で紹介した目と脳の体操をしてもいいでしょう。

次のステップとして、シャワーを使った「温冷浴」もおすすめです。十分に温まったあと、冷たいシャワーを足からかけ、次第に心臓のまわりや頭にかけていきます。1分間ずつ3回繰り返します。「温」と「冷」の刺激で自律神経がオンとオフを繰り返し、自律神経のバランスを回復することができます。

第5章

食べて治す！視力にいい食事法

細胞からよみがえる栄養のとり方

目をよくする食事＝健康長寿食

ここまでお読みいただいたみなさんは、眼病の予防・対策は「目」だけを対象にしても解決しないことはご納得いただけたでしょう。

一番の原因である「血流障害」を改善するには、血液をサラサラにし、血管の弾力性をも同時に取り戻すことです。

昔から「医食同源」といわれるように、「食べて治す」観点も大切です。目や脳に送られる血液は、あなたが食べたものからとる栄養でできているのです。

基本は「和食」に戻すことです。和食は「世界無形文化遺産」に選ばれ、世界中で大ブームになっている長寿食です。

ところが当の日本では食の欧米化が進み、血液が汚れて（ドロドロ血）、血管も固くなっています（動脈硬化）。

実際、**ここ10年で患者数が2倍以上に急増中の「黄斑変性症」は、食の欧米化が原因**と指摘されています。

穀類は米（できれば玄米）・そば・うどん。野菜は旬のもので、かぼちゃ・ごぼう・にんじん・玉ねぎ・ねぎ・キャベツ・大根・シイタケ・なす・さつまいも・じゃがいもなど。海藻類は、こんぶ・わかめ・もずく・めかぶ・寒天など。豆類では、大豆・黒豆・小豆《あずき》・そら豆・えんどう豆など。ナッツ類は、カシューナッツ・かぼちゃの種・クルミ・ごまなど。魚類では、いわし・さば・さけ・さんま・あじ・しらす・サクラエビ・しじみ・あさりなど。

以上を素材として調理し、家族だんらんの中で食べると、楽しさがさらに栄養の吸収をよくしてくれるでしょう。

ここで今さら和食の効用についてはふれませんが、黄斑変性症に限らず、緑内障・白内障・網膜剥離の体質改善にも共通して役立つ食事法です。

ただし、いくら和食がいいといっても、ストレス過剰で、光刺激による目の酸化（光酸化）などの問題がてんこ盛りの情報社会では、普段の食事からだけでは十分な「抗酸化物質」がとれなくなっています。

また、加齢とともに食欲は落ちてくるし、食事の好みも決まってきます。100歳まで元気に生きるには、豆腐や納豆などの大豆食品だけでは「タンパク質」が不足してきます。

この章では、基本の和食に加えて、新しい時代に必要な新しい栄養素と、そのとり方に絞ってご紹介します。

タンパク質不足と視力との重大関係

「新型・栄養失調」という言葉を聞いたことはありませんか。この「飽食の時代」に新しいタイプの栄養失調の人が急増しているのです。

若い女性はダイエットで、中高年はメタボ対策で栄養失調になるのです。なぜでしょう？　その原因は「タンパク質不足」です。

筋肉・血管・血液・皮膚・骨・ホルモン・酵素・髪の毛・爪など、体はタンパク質でできているといっても過言ではありません。タンパク質不足が生じると、貧血（赤血球ができづらい）、脳出血（血管がもろくなる）、骨折（骨を支える筋肉が弱くなる）、肺炎（免疫細胞ができづらい）になりやすくなります。眼病・近視・老眼にも大いに関係あります。

「アルブミン」は、タンパク質を含む食べ物をもとに体内でつくられる物質で、筋肉・血管・免疫細胞の状態、ひと言でいえば「体の栄養・炎症状態」を示します。

よく医師が「余命3か月です」というとき、このアルブミンの値を見て判断します。そのアルブミン値4・0㎎／dl以下の人の割合が、70歳以上になると5人に1人だそうです（国民健康・栄養調査より）。

アルブミン値と生存年数には比例関係があり、**アルブミン値が低いと認知機能低下が2倍、脳血管疾患・心臓病のリスクが2・5倍に上がる**といいます。

血管がもろくなって筋力が低下し、回復力が低下するのですから、緑内障・白内障・黄斑変性症・網膜剥離を何とかしたいなら、これからは意識してタンパク質をとる必要があります。

一日に必要なタンパク質は、プロテインスコア100（必須アミノ酸がバランスよく含まれているかを表すものさし。卵やしじみのプロテインスコアは100点満点で、大豆は56点）を基準に、体重に換算すると60kgの人は60g、70kgの人は70gとる、と考えるとわかりやすいでしょう。

私の場合、不足する栄養素は栄養補助食品（サプリメント）でとっています。魚・肉・大豆などの食べ物から一日タンパク質を50〜60gを摂取するようにするほか、質のよいアミノ酸を一日に2〜3回、10gずつ飲んでいます。

自分の「血液の汚れ」を知っていますか

目の血管は超極細。それでなくても体の一番上にあるのですから、血液が汚れで詰まったり、血管が硬くなり弾力性が低下すると目に血液が行かなくなって目が冷える——。眼病の原因を自分でつくることになります。

人の老化は血管から、血管の老化は血液から。これは「目と脳の若返りは血管から」「血管の若返りは血液から」と置き換えられます。血液の汚れが万病の元なのです。

ところが最近は食の欧米化を背景に、糖尿病患者が急増しているのも見逃せない事実です。この本のテーマではありませんが、糖尿病の合併症である**「糖尿病性網膜症」は、日本では失明の原因として緑内障に次いで2番目に多い**のです。

そこで目と脳の老化を防止し、その若さを保つためには、この血液の質をチェックしていく必要があります。いわゆる「定期健診」だけやって安心していては困ります。

血液データの読み方を覚えて自分の血液の中身を知り、食事を変え、血液から若返りましょう。

血液検査にはいろいろな種類がありますが、的を絞って、まずは次の3つの項目を見てください。

①**総コレステロール**、②**中性脂肪**、③**HDLコレステロール**です。

これらの検査で何がわかるでしょうか。

①総コレステロール

コレステロールは体の中の脂質の一種です。血管の強化・維持に重要な役割を果たします。また、ホルモンを作る原料にもなっています。細胞膜を形成する原料でもあります。

総コレステロールの値が高すぎる場合は動脈硬化の原因になります。低すぎる場合は、肝臓に異変が生じている可能性があります。コレステロールが高いと問題だとよくいわれますが、最近では「総コレステロール値は高いほうが長生き」ともいわれています。正常値は130～230mg／dlです。

②中性脂肪

体内にある脂肪の一種です。この値が高いと高脂血症、甲状腺機能低下症、糖尿病などの血管病を発症しやすくなります。また肥満症の人は10

0％といっていいほど中性脂肪が高く出ます。正常値は80〜150mg／dl。

③ HDLコレステロール

簡単にいえば、動脈硬化を防ぐ作用のある「善玉コレステロール」と呼ばれるものです。HDLは血管壁についた余分なコレステロールを回収します。この値が低いと動脈硬化の危険因子を持っているということになります。心筋梗塞や脳血栓などに注意しましょう。正常値は男性が40〜60mg／dl、女性が50〜70mg／dl。

総コレステロール・中性脂肪・HDLコレステロールの数値が悪いと、血液中のコレステロールや中性脂肪が多すぎる「脂質異常症」といわれ、病院では薬でその数値を下げようとします。

血管にプラーク（ゴミ）がへばりつき、動脈硬化が進行して血管が詰まるからです。一度へばりつくと、なかなかはがれ落ちません。目と脳のように超極細の血管だと視力障害や脳梗塞などの致命傷になるからです。

薬に頼るのではなく、食生活を見直して血液から改善しましょう。

血管を強化する「アントシアニン」

私は、講演会で〝ブルーベリー博士〟と呼ばれることがあります。ブルーベリーが目によいことを日本で初めて本で紹介したからです。

イタリアでは北欧産野生種のワイルドブルーベリーからとれるアントシアニン色素「VMA（バシニウム・ミルティルス・アントシアノサイド）」は医薬品として売られています。

強度の近視、暗所及び夜間での視力低下、網膜症、眼精疲労をともなう精神的、肉体的疲労、毛細血管の脆弱化《ぜいじゃく》、胃・十二指腸潰瘍、皮膚潰瘍、皮膚筋炎、色素皮膚炎、静脈瘤性潰瘍、床ずれ、中毒疹などに効果があるとされています。

フランスでは近視、夜盲症、網膜症、血管障害、毛細血管脆弱に効果があるとされています。目や脳をはじめ全身の血管強化になり、その血流を促進するのですから、眼病すべてに効果があります。

たとえば、白内障に関してはヨーロッパでの臨床データがあります。軽度の白内障患者にアントシアニンを処方したところ、97％の人が3～4か月で白濁をストップしたというのです。

当時は血管強化、血流促進、抗酸化機能などが主な効能として挙げられていましたが、その後、研究や臨床を進めるなかで、ほかにもさまざまな効果があることがわかってきました。

アメリカでの研究論文では、ワイルドブルーベリーのアントシアニンに新たな効果が見つかりました。それは、動脈硬化の真犯人である酸化LDL（酸化したコレステロール）を減少させるということです。そして血圧まで降下したのですから驚きです。

この研究はメタボリック症候群の改善を目的として行われました。結果として、酸化したコレステロールの減少、血圧低下、酸化ストレスマーカー値の減少が認められたのです。

この結果は、ワイルドブルーベリーの抗酸化機能や抗炎症作用はもちろん、高脂血症治療作用（コレステロールや中性脂肪を減らす作用）、降圧剤様作用（血圧を下げる作用）、抗糖尿病作用（糖尿病を改善する作用）にもきわめて有効な働きがある可能性を示唆しています。

とりわけ動脈硬化の真犯人である酸化LDLを減少させる動脈硬化改善機能は重要です。昨今は悪者扱いされるコレステロールですが、本当は体にとって重要かつ必要不可欠な脂質成分なのです。細胞膜やホルモンの原料なのですから。

ところがコレステロールが増えすぎて酸化されると、酸化したコレステロールに変化し、血管壁に付着し、動脈硬化を促進します。血圧が上がり、ホルモン分泌が低下します。

酸化さえ防止できればコレステロールはいたずらをしないのです。ワイルドブルーベリーのアントシアニンはコレステロールの酸化を防止し、悪玉コレステロールになることを防ぎ、動脈硬化を改善し、血圧をも低下させてくれるのです。脳の若返りには最高です。

アメリカのタフツ大学で出されたデータを紹介しましょう。年をとると動きが鈍くなってものを認識し、記憶し、行動に移すまでのプロセスが遅くなります。これを改善するためにブルーベリーを試してみた結果、著しい改善を見せたのです。そこでアルツハイマーにも効くのではないかと臨床しています。

そのほか、血管透過性（毛細血管からいろいろな栄養や酸素が抜け落ちることを防ぐ作用）、コラーゲンの産生機能を改善する（コラーゲンを作る力を向上させる）、ＰＡＦ拮抗作用（血小板凝集作用を抑制してくれる作用、血液がドロドロになるのを防いでくれる）、血管保護作用、血管拡張作用（動脈の平滑筋の緊張を取り除いて血圧を下げてくれる作用）、白内障防止作用（白内障の進行を防止する作用）があります。

なお、ワイルドブルーベリーからとれるアントシアニンは、ヨーロッパでは「医薬品」として認められていますが、日本では法律の違いから天然物は医薬品にならないというので「健康食品」になりました。

したがって、使用される場合には、「医薬品レベル」のアントシアニンなのかを判別することが大切です。

脳の脂質の酸化を防ぐ「ロドプシン」

「ロドプシン」という成分が眼底に存在し、これが光刺激で分解され、再合成して電気信号として脳に伝達されることがわかっています。**ものが明るく見えるために必要な物質です。**この光刺激が電気刺激に変わるスピードは0・2秒といわれています。

加齢とともに、このロドプシンの再合成のスピードが遅くなり、ロドプシンの量も減っていくのです。だから、年をとると、自然にまわりが暗く感じられるのです。

よく高齢者がまだ陽が差す時間に、部屋で電気をつけている場面に遭遇します。これはロドプシンの量が減り、電気刺激に変わるスピードが遅くなったためなのです。

また、このロドプシンは脳の脂質の酸化を防ぐという大切な役割もあります。

脳みそはピンク色をしていますが、このピンク色は血液が通っているからピンク色をしているのではないのです。大量のロドプシンが存在しているためです。

脳の乾燥重量はほとんどが脂質とタンパク質。脂質は酸化すると役に立たなくなります。抗酸化機能が強いロドプシンが、脳の脂質を酸化から防いでいてくれるのです。

そして、脳の神経の中のロドプシンの働きにいい影響を与えるのがアントシアニンです。これは質のいいワイルドブルーベリーのサプリメントを飲むと、頭がスッキリすることでもわかるはずです。

「ルテイン」で眼底の抗酸化

どんなに高価で高性能のコンピュータでも、肝心のディスプレイ画面に問題があれば役に立ちません。また、画面が汚れてホコリだらけでは見ようにも見えません。

たとえるなら、前者が「黄斑変性症」であり、後者が「白内障」です。前述したように、網膜の黄斑部には「ルテイン」という抗酸化物質が多量に存在しています。黄斑部は網膜の中で最も光を受け入れるところですから酸化しやすい場所。それをルテインが目を活性酸素の害から守り、酸化を防止しているのです。

ですから、**黄斑変性症の予防や改善にもルテインを多く含むほうれん草やブロッコリーなどを食べたり、サプリメントで補給するのが効果的です。**

ルテインと黄斑変性症の発現率の関係を調べた研究論文では、1日6㎎のルテイン摂取で、黄斑変性症の危険率を43％低減できることがわかりました。

ルテインとゼアキサンチン（ともに網膜に存在する抗酸化物質）を複合摂取したら、白内障形成も低減したというのです。

ルテインは、マリーゴールド・ほうれん草・ブロッコリーなどに含まれる黄色の色素成分です。食べ物だけで摂取しようとすると、毎日ほうれん草を150g食べることになりますので、サプリメントで補給するのが現実的です。欧米では医療現場でも使用されています。

ただし、ここで注意してほしいのは、目の血流障害（近視眼底は血管がもろくなって消失し、血流が悪くなっていること）を放置したままルテインを摂取しても、思った通りの効果は得られないということです。目の血流障害対策として、質のよいワイルドブルーベリーとの併用をおすすめします。

最近では高い抗酸化作用があるルテインは、網膜に到達したブルーライトを吸収する効果があることがわかりました。スマホ・パソコン・テレビ・テレビゲーム・蛍光灯などが発する人工光の有害なブルーライトのダメージを緩和できるのです。

この成分を日本に初めて紹介したとき、これほどブームになるとは思いませんでした。いかに日本人に欧米と同じく黄斑変性症・白内障が増えたかということではないでしょうか。

本書は二〇一四年に小社より四六判で刊行された
『緑内障・白内障は「脳の冷え」が原因だった』を
改題の上、最新情報を加えて再構成したものです。

青春文庫

1日《にち》10分《ぷん》でいい！
緑内障《りょくないしょう》・白内障《はくないしょう》・黄斑変性《おうはんへんせい》は
自分《じぶん》で治《なお》せる

2024年10月20日　第1刷
2025年2月28日　第2刷

著　者　中《なか》川《がわ》和《かず》宏《ひろ》
監修者　麻《あ》生《そう》博《ひろ》子《こ》
発行者　小澤源太郎
責任編集　株式会社プライム涌光
発行所　株式会社青春出版社

〒162-0056　東京都新宿区若松町12-1
電話　03-3203-2850（編集部）
　　　03-3207-1916（営業部）
振替番号　00190-7-98602

印刷／三松堂
製本／ナショナル製本
ISBN 978-4-413-29861-2

小学生なら解けるのに！
大人は手こずる
ゆるクイズ

あなたの脳は何歳まで若返る？
〝やわらか頭〟に大変身の100問

知的生活追跡班［編］

(SE-851)

日本の2000年史
その時、中国はどう動いた？

〝意外な関係〟を歴史でひもとく――
豊臣秀吉の「明征服計画」ってどこまで本当？　ほかエピソードで読む日中関係史

歴史の謎研究会［編］

(SE-852)

お金に強い人の
「値段」の見方
その数字には、理由がある

モノの原価から、あの人の〝ふところ事情〟、経済の基礎知識まで、ウラもオモテもわかる本

ライフ・リサーチ・プロジェクト［編］

(SE-853)

世の中は、
「暗黙のルール」に
満ちている

〝見えない壁〟の内側で、そんなことが起きていたのか。「あの業界」の不思議なタブーの数々に、とことん迫る。

㊙情報取材班［編］

(SE-854)

9割が答えられない「モノの単位」がわかる本

「東京ドーム1杯分」って、どのくらい? ワット、ボルト、アンペアの違いを簡単にいうと? 知ると、毎日がもっと楽しくなる。

話題の達人倶楽部［編］

(SE-855)

問題解決力のある人が、あきらめる前にやっていること。

そうか、その手があったか! 行き止まりを未然に回避する「視点切り替え法」ほか手元にあるだけで、新しい力がわいてくる。

ビジネスフレームワーク研究所［編］

(SE-856)

こんなに変わった! 小中高・教科書の新常識

「pH」はなんて読む? 太陽系にある惑星の数はいくつ? 今の教科書には驚きの発見がいっぱい! 新常識へアップデートしましょう。

現代教育調査班［編］

(SE-857)

ひと口かじっただけでも

哲学は人生のクスリになる

自分を救うために哲学を役立てるもっともシンプルな方法。それは、哲学のほんの一部を知るだけでもいいのです。

白取春彦

(SE-858)